長生き足腰のつくり方

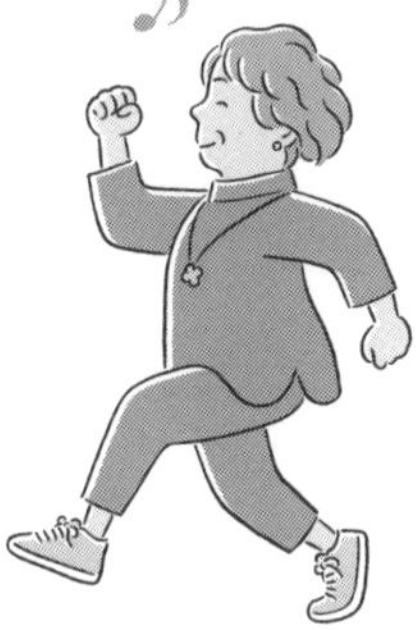

帝京科学大学教授
渡會公治

アスコム

ひざが痛い、腰が痛い……。
痛いのは年だから仕方がない。
少しくらいなら我慢できる。
すっかりあきらめてしまっている方もいるようですが、
痛いのは「使い方」が悪いからです。
正しい「使い方」を身に付ければ、
痛みはきれいになくなります。
いくつになっても、痛みを感じることなく
体を動かせるようになります。

はじめまして、整形外科医の渡會公治《わたらいこうじ》です。
私はスポーツ医学（スポーツ整形外科）を専門にしています。
手術に没頭していた時期もありましたが
縁あって東京大学教養学部保健体育科の助教授に就任。
その後、帝京平成大学を経て、いまは帝京科学大学にいます。
体育の教師とスポーツドクターという二足のわらじのおかげで、
若いスポーツ選手も高齢者も同じ治療ですむと思うようになりました。

足腰の痛みは、スポーツ選手でも高齢者でも多くみられます。
若くて強度の高い目標に挑むスポーツ選手も、
日常生活の強度に耐えられず痛みがでてくる高齢者も、
要求されるレベルに負けて痛くなるという意味では同じです。
そこで大事なのは、目標の設定と自分の体力、技術がそれに合っているかであり、

痛みが起これば、その原因を考え、
それを解決するトレーニングをすることだと考え、実践するようになりました。
また、練習の量だけではなく、質も大事です。
技術がないために負荷がかかって起こる障害があります。
体の構造に合わない使い方をしている選手が多いということにも気づき、
どういう運動を指導すれば、理にかなった体の使い方を覚えてもらえるかを考え、
野球ひじや野球肩などを治すことができるようになりました。
それが、一般の人のひざや腰も治せる運動につながります。

本書で紹介する「長生きストレッチ」は、
体育の教師とスポーツドクターをしてきたからこそ開発できた、
スポーツ選手はもちろん、高齢者でもできる、
体の構造に合った使い方を身に付けるためのメソッドです。

「長生きストレッチ」開発のきっかけは、
こんな話を聞くことが多くなったからでした。

たとえば、Aさんは、
運動するのがおっくうで、
休みの日はいつも家の中で
ごろごろしていたといいます。

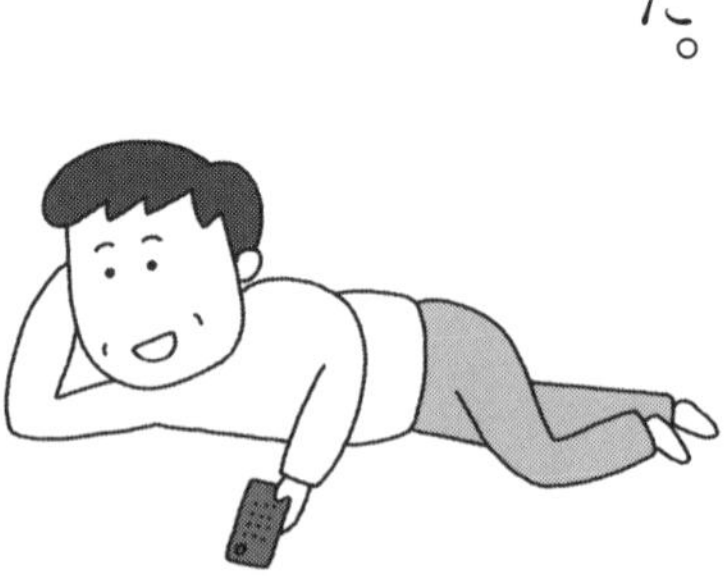

3年後、Aさんは、
家の中や平坦な道でつまずいたり、
滑ったりすることが多くなりました。
そして7年後には、転倒して骨折し、
それから入院生活が続いています。

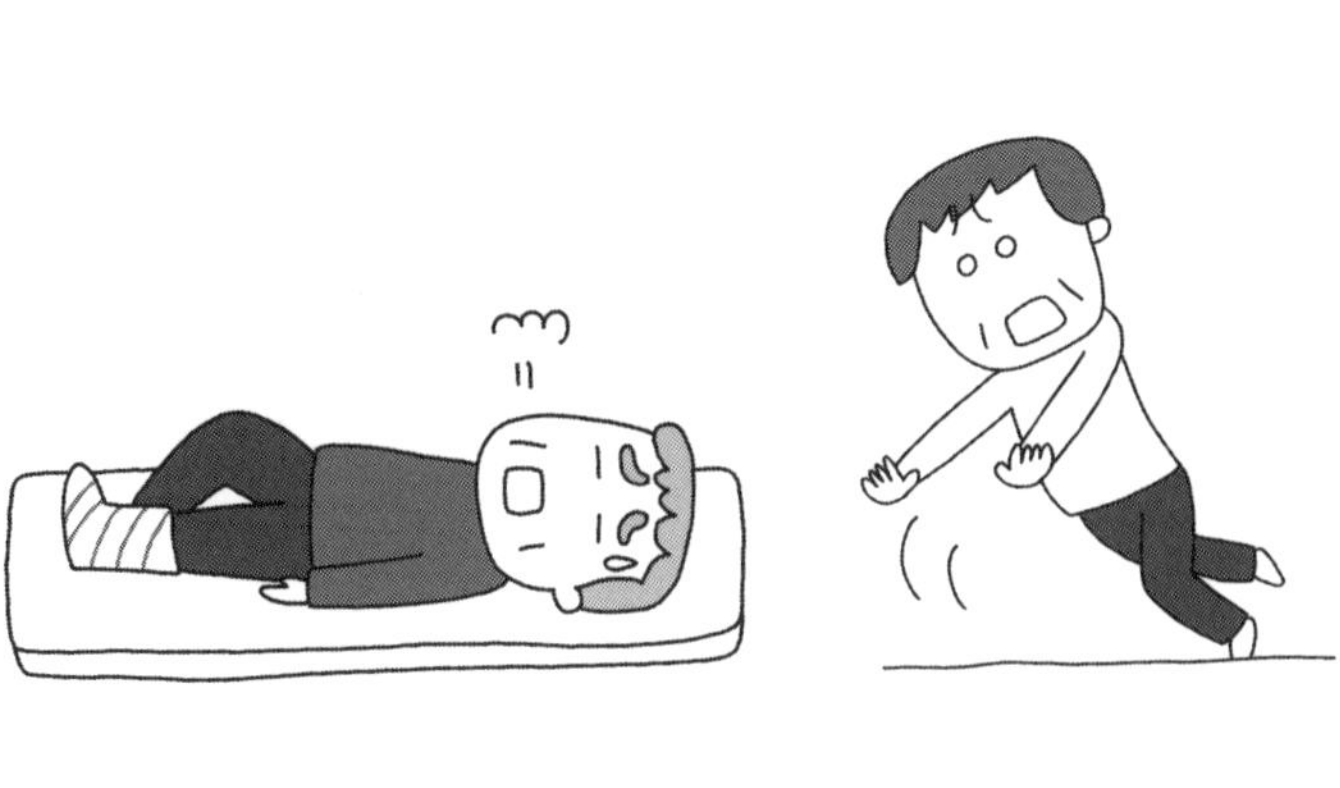

たとえば、ときどき腰やひざに
痛みを感じていたBさんは、
しばらくすると痛みがおさまるので、
そのままにしていたといいます。

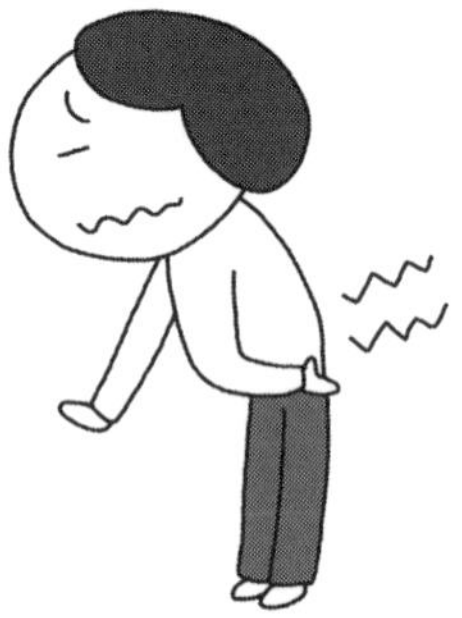

3年後、Bさんは、
腰やひざが痛くて、
手すりがないと
階段を上れなくなりました。

そして7年後には、
階段を自力で上ることさえ
できなくなりました。

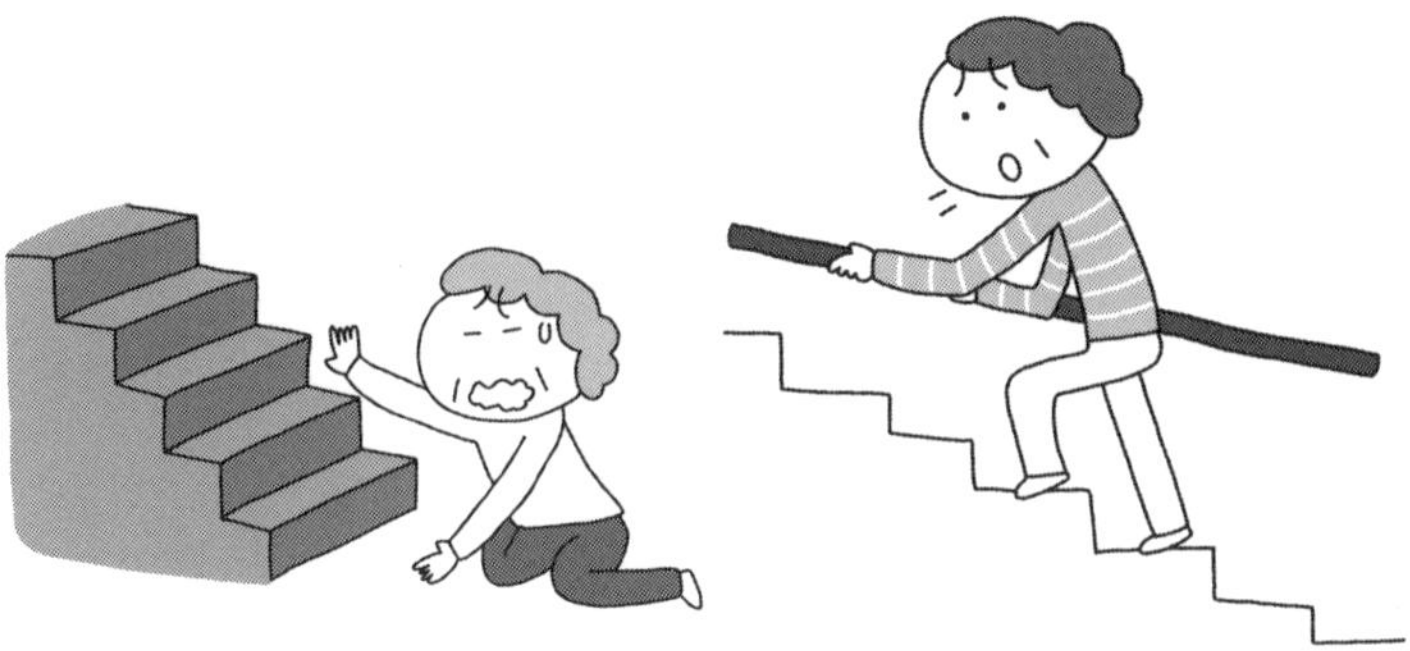

たとえば、間違った
体の使い方をしていたCさんは、
運動はしているから
健康だと思っていました。

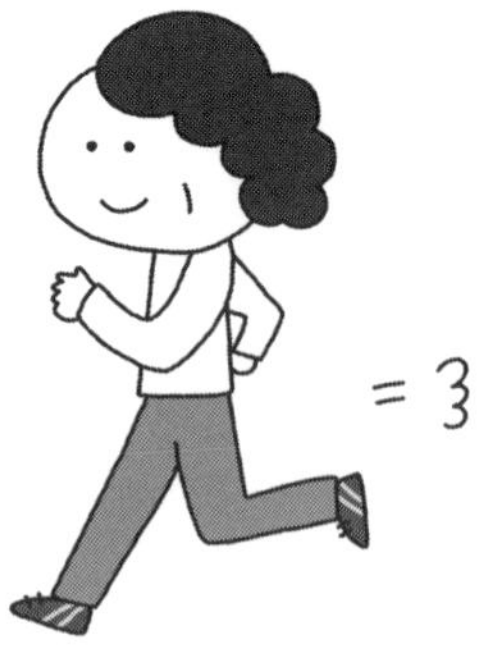

3年後、Cさんは、
運動するのがつらくなって、
運動をやめてしまいます。

そして7年後には、
すっかり足腰が弱くなり、
信号が青色のうちに
渡り切れなくなりました。

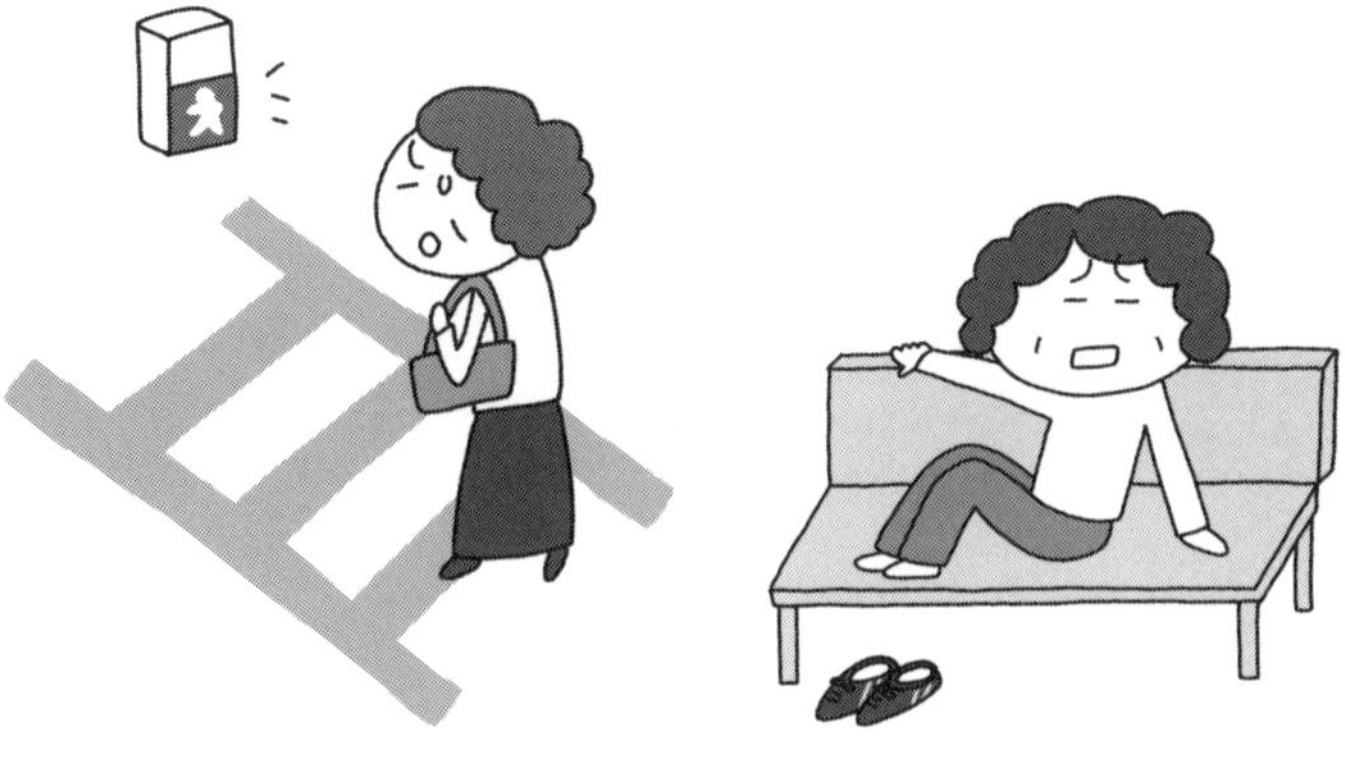

ロコモの怖いところは、
最初はたいしたことがないけれど、そのまま放っておくと、
やがては要介護や最悪のときには寝たきりになるということです。
ロコモとは、ロコモティブシンドロームの通称で、
加齢に伴う筋力の低下や関節や脊椎の病気、
骨粗しょう症などにより運動器の機能が衰えて、
要介護や寝たきりになるリスクが高くなる状態をいいます。

誰でも年をとると、体力の衰えに気がつくようになります。
若いころに比べると、あまり動かなくなり、座っている時間が長くなり、
ちょっとした移動に車やエレベーター、エスカレーターなどを利用します。
人間の体は、使えばよい状態になり、使わないと衰えます。
また、間違った使い方を続けていると壊れます。

それが、ロコモになる理由です。

世界に冠たる長寿国の日本の平均寿命は、
２０１９年時点で男性81・41歳、女性87・45歳です。
しかし、自立して暮らせる期間である健康寿命は、
男性は72・68歳、女性は75・38歳。
つまり男性は約9年間、女性は約12年間、
介護を必要とするか、寝たきりであるということです。

あなたは、年をとったら誰かに介護してもらおう、
寝たきりになるのは仕方がないと思っているでしょうか。
「できれば、いつまでも自分の足で立って歩き、元気に過ごしたい」
と思っておられるのではないでしょうか。だとしたら、「長生きストレッチ」です。

もちろん、ロコモを回避できたからといって、
要介護や寝たきりのリスクが完全になくなるわけではありません。
高齢になると、ロコモだけでなく、
心身ともに弱ってしまう「フレイル」や
筋力が著しく低下してしまう「サルコペニア」のリスクもあります。
フレイルやサルコペニアもまた、要介護や寝たきりにつながるといわれます。

ただし、ロコモを遠ざけることができれば、
体を動かすことに積極的になれるでしょうから、
フレイルやサルコペニアも遠ざけられるはずです。

推計になりますが、
変形性ひざ関節症の患者は約２５３０万人、変形性腰痛症が約３７９０万人、

骨粗しょう症と診断された40歳以上の患者は、
腰椎で約640万人、大腿骨頸部で約1070万人になります。
現在、推定されているロコモ予備群は、
40歳以上で4700万人（男性2100万人、女性2600万人）。
日本国民の約4割が該当するともいわれています。
もし、あなたが、ひざ、腰、骨のどこかにトラブルがあれば、
あなたもロコモ予備群のひとりです。

その予備群から抜け出すチャンスが、「長生きストレッチ」です。
本書で紹介する「長生きストレッチ」を実践していただければ、
痛みもなく、活動的な日々を過ごすことができるようになります。

「長生きストレッチ」は、
私が外来やさまざまな健康教室などで指導しているものです。
実践することで、痛みから解放された人は珍しくありません。

69歳のときに右大腿骨頸部骨折し、
ほとんどひとりで歩けなくなってしまっていた女性は、
たった6カ月で、要介護4から要支援1までに回復しました。

腰の手術を2回、ひざの手術1回で下半身がボロボロだった女性は、
2～3カ月で山登りができるまでになりました。

85歳から「長生きストレッチ」に取り組んでいる男性は、
90歳になったいまも、ゴルフを自力で歩いて楽しんでいます。

職業病ともいえる変形性股関節症に悩まされていたバレエの先生は、
自分の体験をもとに、「長生きストレッチ」を指導に活かしているといいます。

坐骨神経痛、さらには脊柱管狭窄症の診断を受けた女性は、
5分歩くのもやっと、という重症でした。
しかし、たったの2カ月で完治してしまいました。

みなさん、真面目に取り組んでくれたことによる成果ですが、
痛みが消えたと喜んでいる顔を見ると、
「長生きストレッチ」を開発してよかったと、つくづく思います。

本書では、いつまでも介護が必要にならない、
もちろん、寝たきりにもならない体を保つノウハウを具体的な運動として示し、
これを新しい生活習慣に取り入れていただきたいと思います。

いつまでも自分の足で立って、歩きたい。

その願いをかなえるには、ちょっとした決心が必要になります。
どなたにもでき、痛みが生じない体の使い方を自然に
覚えられる「長生きストレッチ」を習慣にするのだという決心です。
習慣にすれば、がんばらなくてもよくなります。
ぜひ、今日から実践していただき、
要介護や寝たきりにならない元気な人生を楽しんでいただけるよう願っています。

長生き足腰のつくり方　目次

第1章

長生きストレッチで健康長寿を目指そう

第2章

脱ロコモはこうやって達成する

第3章

長生きストレッチであなたの体は改善する

第4章

長生きしたければ変わりなさい

第5章

立ち方、歩き方を変えれば美しく健康になる

第1章

長生きストレッチで健康長寿を目指そう

腰が、肩が、関節が……、それは「ロコモ予備群」のサイン

40歳を過ぎると、体の衰えに気づくことが多くなります。

「腰が痛い」「よく肩がこる」「ひざの関節が痛い」など、具体的な症状を訴える人も多くなります。**体のどこかに違和感を覚えるようになったら、ロコモ予備群に入ったと思い、さて、どうするべきかと考えてみましょう。**

そのままの生活を続けていると、ロコモになる可能性が高いと考えられます。

2019年の国民生活基礎調査（厚生労働省）によると、10～14歳の子どもで肩こりを訴えるのは1000人中15人、腰痛は26人、手足の関節が痛い子どもは34人。15～19歳になると肩こりが39人、腰痛が48人、手足の関節の痛みは23人と、肩こりと腰痛を訴える子どもはさらに多くなります。

運動能力の低下を騒いでいるどころではなくなってきました。

将来ロコモになる可能性をもっている子どもたちが、増えてきているといえるのかもしれません。

40代でロコモ予備群といっている人たちも怪しくなってきました。もしかすると、予備群ではなく、すでにロコモかもしれません。

36ページに紹介する**「ロコモチェック」に、いますぐチャレンジ**してみてください。ひとつでも該当すると、すでにロコモの可能性があります。

小さな痛みを我慢していると3年後に寝たきりになることもある

人間の体は、どの部分を使って動いていると思いますか。

筋肉と骨だけではありません。

関節、神経、さらには靱帯や腱、軟骨なども使われています。それらを総称して「運動器」と呼んでいます。

呼吸に関わる肺などが「呼吸器」、循環（血液の流れ）に関わる心臓や血管が「循環器」と呼ばれるのと同様、**運動に関わるものすべてが「運動器」**というわけです。

この運動器は、全体として働きます。

たとえば、右脚を前に出すとき、動いているのは右脚だけに見えても、実際には左脚で支えています。さらに、重力に逆らって姿勢を保つために、腹筋も背筋も働いています。

右脚を前に出す動きは、全身の動きということです。

だから、右のひざが痛いとなると、その影響は全身におよびます。

右のひざにかかる負担を軽くしようとして、逆側の左の脚にはその分の負担がかかります。また、腹筋や背筋、その他全身がひざの痛みの影響を受けた動きになります。

運動器のどこかが悪くなると、全身がうまく動かなくなり、やがて右のひざ以外のところも痛くなってくることはよくあります。

寝たきりリスクが爆上がりするロコモからの転倒・骨折

転倒して骨折する。

普通の生活ができている人には想像できないことかもしれませんが、ロコモになると、その危険が高まります。

人間は、足腰の筋力を使って、バランスを保ちながら、必要な歩行スピードを保持してはじめてしっかり歩くことができます。

ところが**筋力やバランス能力が衰え、歩行スピードも遅くなると、小さな段差でも**

つまずいてしまうようになります。段差がなくてもつまずく人もいます。

転倒すると、ロコモで骨まで弱っている人は、骨折という悲劇に見舞われます。とくに、太ももの付け根（大腿骨頸部）が骨折しやすくなっています。

こうなると入院・手術が必要です。場合によっては人工関節にすることもあります。健康な人でも入院して安静期間が続くと筋力が衰え、回復するまでに時間がかかりますが、加齢に伴い回復力が衰えている人は、さらに時間がかかることになります。

結局、**回復できないまま病院のベッドで寝たきりに**なる。

これが「骨折・転倒」が原因で介護が必要になるパターンです。2019年の国民生活基礎調査（厚生労働省）によると、要支援者の場合の原因では第3位（14・2％）、要介護の場合の原因でも第3位（12・0％）になります。

高齢者にとって転倒・骨折は、とても怖いアクシデントなのです。

「痛いから動かない」は楽しい人生を放棄するようなもの

人間の体を構成する運動器は、使えばよくなり、使わなければ悪くなり、使い過ぎるとまた悪くなります。

体には「適度な」運動が必要なのです。

だから、腰が痛い、ひざが痛いという人は、じっとしているのではなく、上手な体の使い方を覚え、少しずつでも筋肉を鍛え、やわらかくしていくことで、以前より動けるようになり、行動範囲が広くなります。

ひいては友人も増え、楽しい人生を過ごすことができます。

反対に、痛いから、もう年だからとあまり動かなくなると、運動器が衰えて、やがて日常生活にも困るようになり、誰かの手助けが必要になってきます。いわゆる「要介護」の状態になっていき、最悪の場合は寝たきりになってしまいます。

腰が痛いけれど、まだ動ける、ひざが痛いけれど、まだ歩けるという状態のときこそ、「考えどき」であり、その後の人生を楽しい豊かなものにするか、誰かの助けが必要な不自由な日々を送ることになるか、そこで違ってきます。

腰が痛い、ひざが痛いという症状は、「放っておくとロコモになりますよ。やがては要介護になりますよ。そして寝たきりになりますよ」というシグナル。ロコモ対策を始めるきっかけ、チャンスだと思ってください。

簡単セルフチェック①

あなたも
ロコモかもしれない

これから紹介する7つの項目をチェックしてみてください（これは日本整形外科学会が定めたものです）。もし、**ひとつでも該当する項目があると、ロコモの可能性があります。**

\ Check1 /

家の中でつまずいたり、滑ったりすることがある

段差のないところでつまずいたり、滑ったりするのは、下半身の筋力が衰えていたり、関節を痛めている可能性があります。

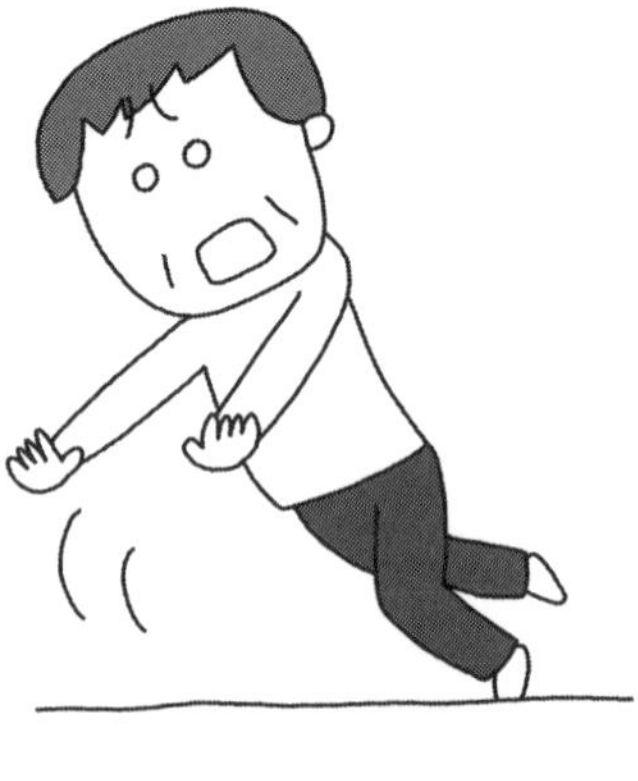

\ Check2 /

片脚立ちで靴下がはけない

靴下をはいているときに、ふらふらしたり、立っていられずに倒れしまったりするのは、バランス能力と下半身の筋力が衰えている可能性があります。

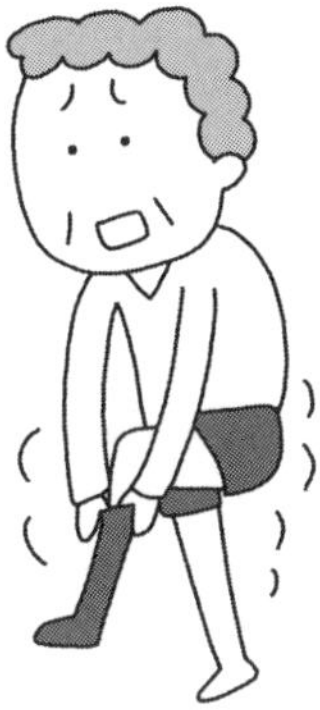

\ Check3 /

階段を上るのに手すりが必要である

手すりを使わずに階段を上るには、片脚で自分の体重を支える筋力やバランス力が必要です。足腰の痛みがあっても１階から２階へ上るくらいで必ず使うなら要注意です。

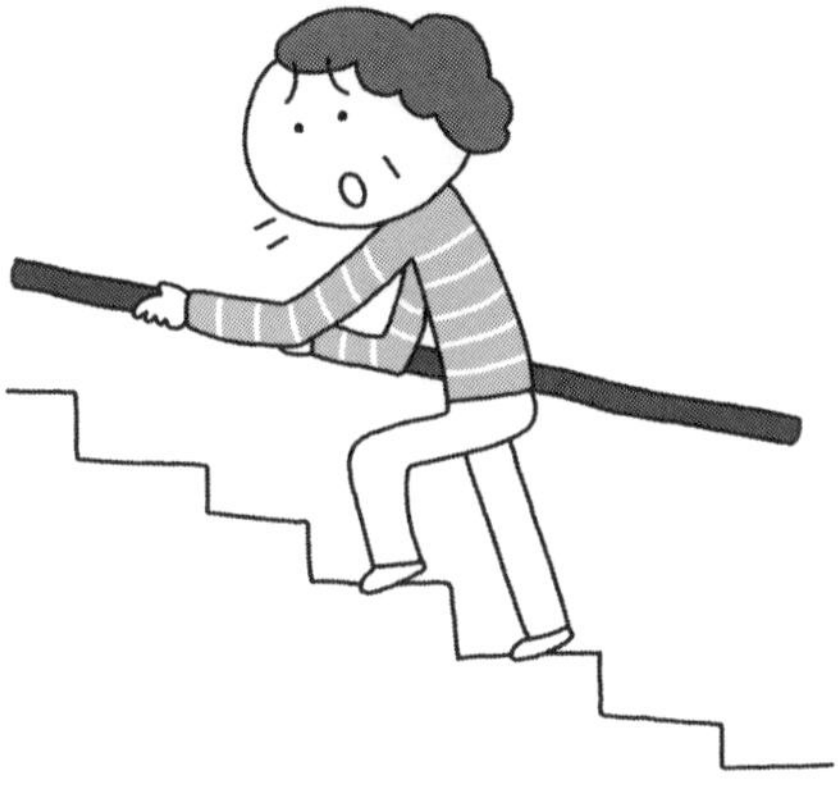

\ Check4 /

横断歩道を青信号で渡り切れない

1秒1メートルで歩くことができると渡ることができます。渡り切れない場合は、歩行速度の低下を表します。足腰の痛みの程度や下半身の筋力低下の目安になります。

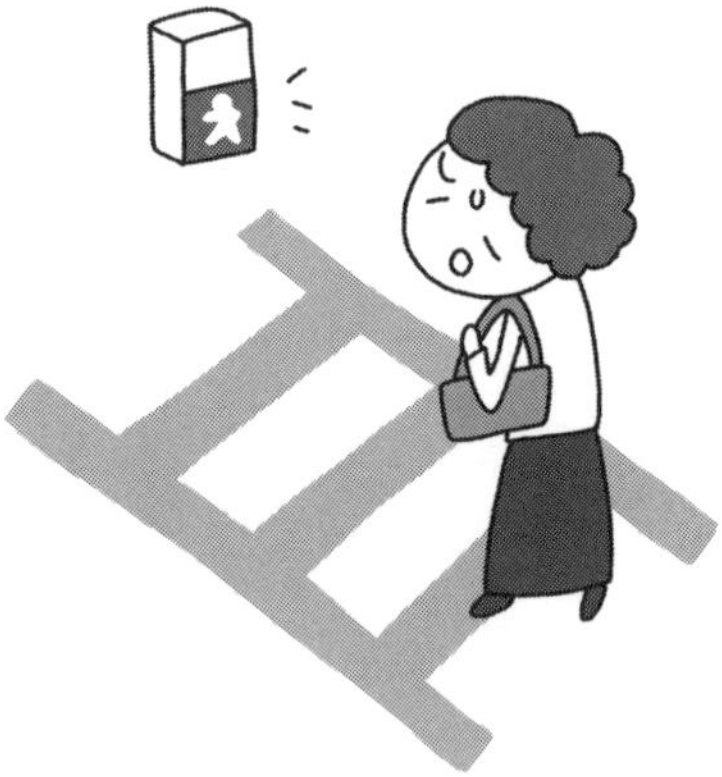

\ Check5 /

15分続けて歩けない

長く歩けないのは持久力が衰えているからです。少し歩くだけで息苦しくなったり、足が痛くなったりする人は、心肺機能低下あるいは腰部脊柱管狭窄症の疑いもあるので注意してください。

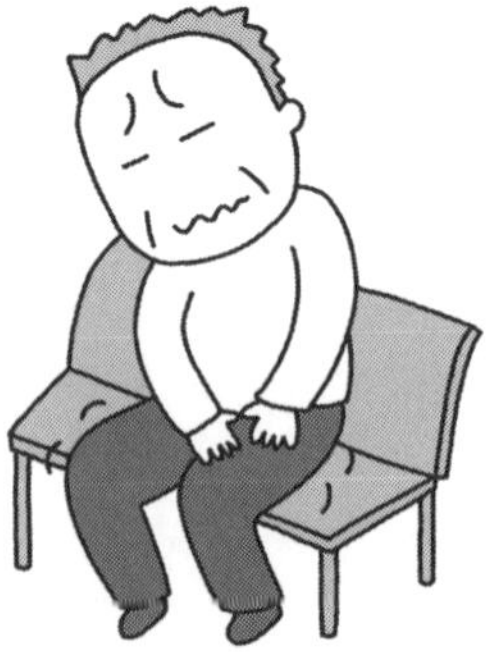

\ Check6 /

2キロくらいの買い物を持って帰るのがつらい

1リットルの牛乳パックは2個、または大きなサイズのペットボトルは1本が2キロの目安。手に持っても、リュックに入れてかついでかまいませんが、持って帰るのがつらいときは上半身の筋力が衰えている可能性があります。40代、50代の人は5キロで判断してください。

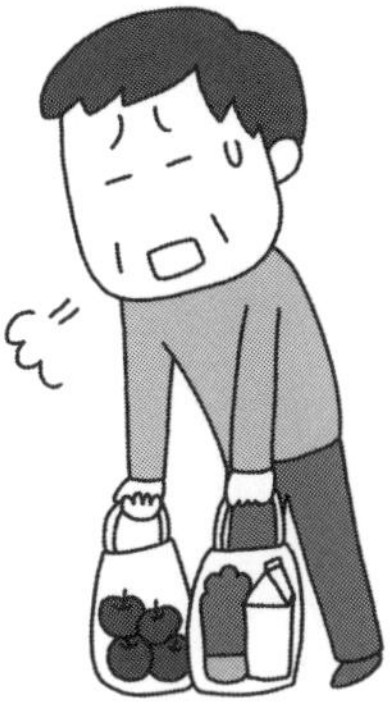

\ Check7 /

布団の上げ下ろしや掃除機を使うのがつらい

前かがみの作業は、直立しているときより腰に負担がかかります。家の中でのやや重い作業がつらいと感じる人は、足腰の筋力や上半身の筋力そしてバランス力が衰えている可能性があります。

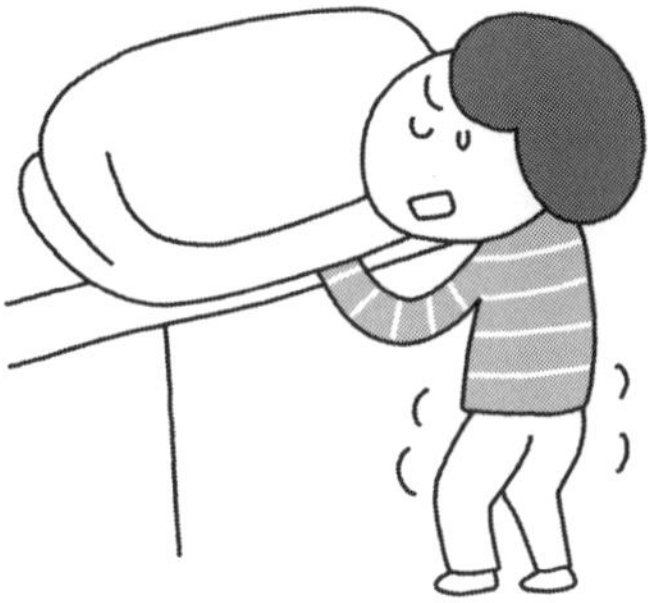

簡単セルフチェック②

あなたはすでにロコモ予備群!?

ロコモチェックはいかがだったでしょうか。ひとつも該当項目がなかった人は、次のロコモ予備群を診断する「ロコモ生活習慣チェック」にチャレンジしてみましょう。ひとつでも思いあたると要注意。すぐに長生きストレッチを始めましょう。

また、ロコモが気になる人は、ロコモ推進協議会の「ロコモ度テスト」でのセルフチェックを試してみてください（https://locomo-joa.jp/check/）。

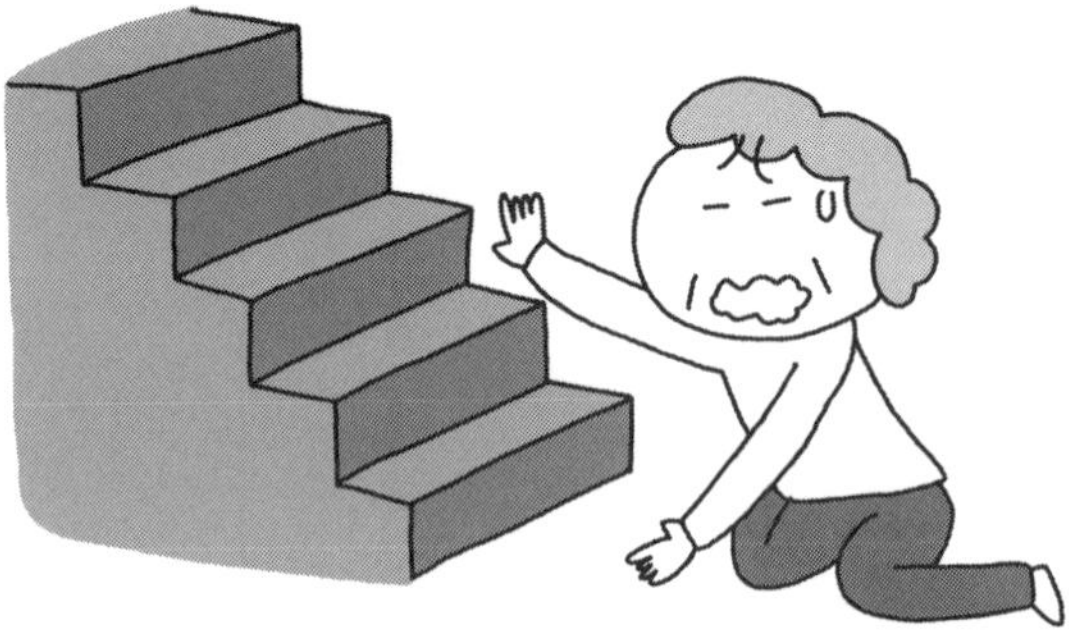

①運動らしいことはまったくしていない	□
②近所に出かけるときも車を利用する	□
③列に並んででもエスカレーターを利用する	□
④ひとつ上の階でもエレベーターを利用する	□
⑤ズボンや靴下を座ってはくようになった	□
⑥草野球などのスポーツに誘われても断る	□
⑦長時間の運転がつらくなった	□
⑧電車の中では、 いつも座れる場所を探している	□
⑨ゴルフでカップインしたボールを 拾うのがいやだと思うようになった	□
⑩歩くスピードが落ちてきて、 人に追い越されるようになった	□
⑪近いところでもタクシーを利用している	□
⑫歩いていて靴がひっかかることがよくある	□
⑬掃除がおっくうになって、 ロボットタイプの掃除機を購入した	□

間違った体の使い方をあっという間に矯正する長生きスクワット

間違った体の使い方を続けると、腰やひざが痛くなる

これから私がおすすめする「長生きストレッチ」を紹介していくことにします。

その前に、長生きストレッチの目的やどういう運動なのか、どこに気をつけるのかなどについて話してみたいと思います。

まず、ここまでのまとめになりますが、ロコモになる大きな要因の一つ目は、**誰もが加齢によって足腰が衰えてくることです**。筋肉は30〜40歳くらいから目に見えて落ちてきます。とくに、大きな筋肉がある下半身は40歳を過ぎると、運動らしいことを何もしなければ年に約1％の割合で少なくなります。

関節は、それまで使い続けてきたことによって少しずつですが劣化します。それに加えて体を動かしてこなかった人たちは、関節部分が使われないことでかたくなり、可動域が少しずつ狭くなります。腰が痛い、ひざが痛いのは老化現象と捉え、「年をとったからあちこちにガタがきても仕方がない」という人がいますが、違うと思います。

体のあちこちが痛くなるのは、老化だけが理由ではありません。もしそうだとしたら、痛み知らずで元気に歩いている高齢の方々の説明がつかなくなります。

二つ目の要因は、**間違った体の使い方を続けていることです**。実際、元気な高齢者はたくさんいらっしゃいます。**痛いのは、実は痛くなるような体の使い方をしているからなのです**。それは年齢と関係ないことでもあります。たとえば、正しいボールの投げ方を知らずに投げ続けている野球少年は、やがて肩やひじを痛めてしまいます。

つまり、中高年になって足腰の痛みに悩まされている人の多くは、悪い使い方を長年続けてきたツケを払わされているということです。

長生きストレッチは何歳からでも始められる！

それでは、何十年も続けてきた悪いクセをいまさら矯正できるかということですが、これから紹介する長生きストレッチを実践していただけると矯正できます。私のところにくる患者さんは、スポーツ選手を除くとほとんどが中高年以上の方々です。私の指導を受けた人たちは、新しい体の使い方を学んで、痛みのない生活を始めています。

どうして、染みついたクセが矯正できるのかというと、**長生きストレッチで教える体の使い方は、体の構造に合った動きになるから**です。それが自然なわけですから、体が無理しているわけではないので、理解すると身に付いてしまうものなのです。

ここでいったん整理すると、長生きストレッチの目的は次の二つです。

①理にかなった上手な体の使い方を身に付ける。

②加齢とともに衰えた運動器の能力を回復する。

能力とは、具体的には筋力をアップさせる、関節可動域を広げる、柔軟性を取り戻すなどです。この①②の目的を達成するのが、長生きストレッチです。といっても難しい運動ではありません。**簡単な動作を、毎日少しずつ続ける運動**になります。

長生きストレッチはロコモ予備群の人たちにとっては予防、ロコモの人たちにとっては改善することが目標です。スポーツ選手がパフォーマンスを高めるために行うトレーニングと本質的には同じですが、日常生活が快適に送れるレベルが目標ですから、ハードにする理由はありません。

もちろん、**年齢性別にかかわらず誰でも取り組める簡単なもの**です。長生きストレッチを習慣にできるかどうかが最大のポイントになります。

正しいスクワットなら腰やひざを痛めることはない

長生きストレッチでは、毎日三つの運動をすることをおすすめします。

一つ目が、**「長生きスクワット」**です。立った状態からしゃがんだり、立ったりを繰り返す運動です。トレーニングの王様といわれるスクワットは、スポーツの現場でも、トレーニングに取り入れる選手はたくさんいます。

ここで、「腰やひざが痛い人にスクワット？」と首を傾げている人がいるかもしれません。腰やひざの悪い患者さんに「スクワットはやってはいけません」と指導している医師もいます。しかし、**スクワットで腰やひざを悪くするのは、よいスクワットをしていないからです。**もしくは、スクワットをするときに必要以上の負荷をかけたことが原因と思われます。よい動作で行えば、腰やひざを痛めることはありません。

といっても、よいスクワットができる人は意外と多くありません。実際に、スクワットの動作をしてみましょう。**腰を下ろしたところで止めてください。ひざとつま先が同じ方向を向いていますか。**ひざが内側に入り込んでいませんか。内側に入り込んでいる人は間違った使い方をしています。

もうひとつチェックです。**腰を下ろしたときに、ハムストリングという太ももの裏側の筋肉に力が入っていますか。**入っていなければ、やはり間違ったスクワットになっています。ひざが内側に入るスクワットも、太ももの裏側に力が入らないスクワットも、よいスクワットと比べるとひざに負担がかかることになります。動作を続ければ続けるほど、ひざを痛めてしまうことになります。

かべのコーナーを利用すれば正しいスクワットがらくにできる

なかなかよいスクワットができる人はいません。運動能力の高いスポーツ選手もそうです。スポーツ選手でもそうなのに、運動に慣れていない中高年の方々にスクワットを教えるのは難しいのではないか。どうにかして、うまく教える方法はないか。試行錯誤しているときに思いついたのが「かべ」です。しかも、かべのコーナーです。

かべのコーナーにおしりをつけ、左右のかべに足とひざが接した状態でスクワットを行えば、正しく行えます。たとえば、ひざが内側に入ると、かべとひざの間に隙間ができるので、すぐに間違いに気づき、修正できます。

「かべ」を利用することで、安全性も高くなりました。足腰が弱っている人は、少しの反動で倒れることがありますが、かべを背にしていれば、もし倒れたとしても、かべが支えてくれるので安心です。

かべのコーナーでスクワットしたことがある人はほとんどいないので、最初は違和感があると思います。私の患者さんは、慣れるまでに1週間ほどかかると話しています。しかし、慣れてしまうと、逆にやりやすくなります。

二つ目の運動は、背骨の運動である**「足ふりワイパー体操」**です。うつ伏せに寝て、ひざを曲げ、下腿を車のワイパーのように左右に倒すだけです。腰が痛いからといって動かないのは、腰痛の根治につながりません。痛くない運動で全身を鍛えればいい。**ワイパー体操なら、腰の痛みを感じることなく、腰を動かし体全体の筋力アップを図ることができます。**

長生きストレッチ2週間で腰やひざの痛みが消える

三つ目の「股関節ゆるストレッチ」。体がかたくなったと嘆く人がいますが、年をとったから体がかたくなるわけでありません。高齢の方でも、やわらかい人はたくさんいます。何が違うのかというと、体を使う習慣があるかないか。**体は使えばやわらかくなります。**

体がかたいと問題なのは、筋肉や関節がかたくなり、動きがぎこちなくなって動きが鈍くなるからです。それでは少しだけ、柔軟性をチェックしてみましょう。

①肩越しに背中で両手を結べますか。
②前屈して、手のひらがゆかにつきますか。
③片足で立ち、もう片足を手で持って、おしりにつけられますか。

どうですか。体がかたくなっていることが確認できたと思います。でも安心してください。**「股関節ゆるストレッチ」を実践すると、体は確実にやわらかくなります。**

ここまで紹介してきた**三つの運動を実践すると、1〜2週間で効果が表れます。**ほとんど運動をしてこなかった人は、最初の3、4日は筋肉痛になりますが、これは自然な現象です。筋肉は一度破壊されないと、新しい筋肉をつくれないからです。筋肉は正直で、鍛えると必ず発達します。90歳からでも発達することがわかっています。

長生きストレッチ効果を実感できるようになるのは、筋肉痛がおさまってからです。**歩いていても、なんとなく体が軽く感じる**ようになります。「今日は階段で上ってみようかな」と思えるようになります。気づくと、腰やひざの痛みがなくなっています。

長生きストレッチ継続のコツは、なにかのついでにチョコチョコやること

継続は、誰もが苦手なものです。少しでもつらいとか、きついなどという要素が盛り込まれていると、なかなか続けることができません。長生きストレッチも課題は継続です。少なくとも、効果を実感できるまでは続けてほしいところです。

そこで私が提案しているのは、**「低回数高頻度」**。つまり、一度にがんばってたくさん行わないことです。1日に何回かに分けて少しずつ行うことをおすすめしています。

たとえばスクワットは、1日に10セットを最終目標にします。1セットの回数はでき

る範囲で行ってください。5回しかできない人は3回、物足りない人でも10回。**回数をこなすより何度も行って習慣にすることが大切です。**

1日10セットは多くて難しいと考えるかもしれませんが、日常生活に組み込むとそれほど多くありません。私は、**「3食、寝る前、トイレのたびに実践しましょう」**と話しています。ごはんを食べた後、寝る前、それからトイレに行ったときに実践すると、それだけで1日に10セット以上になります。

食べることも、寝ることも、トイレに行くこともすべてが生きるために必要なことですから、そこに組み込むだけで目標回数に達するというわけです。

所要時間にすると、スクワット5回なら10秒もかからないと思います。1回10秒、1日と考えても100秒。ほんのわずかな時間です。5回が難しい場合は3回でもかまいません。

まずは、長生きストレッチを新しい習慣にしてしまうことがポイントです。

長生きストレッチ効果が10倍アップする五つのポイント

長生きストレッチの具体的な動作を紹介する前に、長生きストレッチの効果がアップする五つのポイントを紹介します。

先ほどお話しした「低回数高頻度」に加えて、五つのポイントを心がけていただけると、腰やひざの痛みがなくなるだけでなく、体のよい使い方を身に付けることができます。

ポイント1
つらくなる前にやめる

トレーニングはやり過ぎると逆効果になります。とくに運動することに慣れていない人や、腰やひざに慢性的な痛みのある方は注意してください。**オーバーワークは、筋力がアップするどころか、逆に筋肉や関節を痛める原因になってしまいます。**

それからオーバーワークは、疲労が回復するまでに時間がかかります。ただでさえ若いころと比べると回復力が衰えているわけですから、なかなか疲れが抜けてくれません。それが原因でトレーニングを続ける意欲が減退してしまいます。

長生きストレッチを長く続けるためにも、「つらくなる前にやめる」ことを心がけてください。1セット5回の予定が3回で終わっても問題ありません。大切なのは、続けることです。

ポイント2
長生きストレッチは深呼吸のペースで

長生きストレッチは深呼吸のペースでゆっくり行いましょう。

大きく息を吸って、大きく吐く。

このリズムで、一つひとつの動作を丁寧に行うことが肝心です。

トレーニングはスピード感があるほうが鍛えているイメージがありますが、実はゆっくり行うほうがきつい動作になります。

素早い動作でたくさんの回数をこなすより、少ない回数でもいいので丁寧に行うほうが、よほど効果を期待できます。

またゆっくり行うことで、反動で倒れたり、無理な負荷がかかったりすることもないので安全に行えます。

ポイント3
よいフォームを意識する

一つひとつの動作をゆっくり丁寧に行うと、よいフォームでできているか確認しながらトレーニングできます。

スクワットのところで話したように、どれだけ回数をこなしても、悪い使い方のまま続けていると、鍛えるべき場所を逆に痛めることにつながります。

長生きストレッチを始めたばかりのころは、まず**自分がよいフォームでできているか確認しながらトレーニングしましょう。**

深呼吸のリズムがベストですが、それ以上に時間をかけてもかまわないので、よいフォームを身に付けるようにしてください。

ポイント4
まずは2週間続けてみる

長生きストレッチは2週間続けるだけで効果が表れてきます。体が軽くなったり、体を動かしてみたくなったり、腰やひざの痛みがなくなることもあります。

そのためにも、まずは2週間を目標に続けてみてください。初日と3日目の違いを確認しながらトレーニングしてみるといいでしょう。

たとえばスクワットなら、初日より少しだけ深く腰を落とせるはずです。体を前に倒すストレッチなら、初日より少しだけ深く前に倒せるはずです。それだけでも長生きストレッチ効果は十分に表れています。そのわずかな違いが、やがて腰やひざの痛みがなくなることにつながります。

2週間続けることができると、長生きストレッチが苦痛ではなくなっていると思い

ます。長生きストレッチが習慣になれば、もうロコモからは卒業寸前です。

ポイント5 体の感度を高めることを意識する

ロコモは自覚症状がないままに進行していることがよくあります。本当に自覚症状がないのかというと、実は体から送られている危険信号をキャッチできていないところもあります。理由は体が鈍感になっているからです。

長生きストレッチには、体の感度を高める効果があります。どの筋肉を使っているか、どれくらい続けると気持ちいいか、どれくらい続けると筋肉が張ってくるかなどを意識しながら、**長生きストレッチを続けていると、体のわずかな変化を感じ取ることができるようになります。**

体の声が聞こえるようになると、その日の体調に合わせてマイペースで長生きストレッチが行えるようになります。無理をしないわけですから、続けることが容易になります。

長生きストレッチは毎日少しずつ続けること

基本メニューとして紹介する、「長生きスクワット」、「足ふりワイパー体操」、「股関節ゆるストレッチ」を毎日続けることが、長生きストレッチの基本プログラムです。

①長生きスクワット…1セット5回、1日10セット
②足ふりワイパー体操…1セット5回、1日3セット
③股関節ゆるストレッチ…4種類のストレッチを1日2回

これが基本回数とセット数です。もちろんこれは目標ですので、まずは長生きストレッチを習慣にすることから始めてください。

決して無理をしないことです。どうすると痛いか、どこまでなら痛くないかを確かめて、痛くない範囲でやりましょう。そして、つらいと感じたら回数を減らす。これから長く続けることなので、最初はハードルを思い切り下げてもかまいません。それぞれの運動を解説するところで、体がかたくて、最初の形さえつくれない人のためのアドバイスも用意してあります。参考にしてください。

基本メニューのあとには、オプションとして、かべを利用した運動をいくつか紹介しています。どれもロコモ予防・改善に効果がある運動です。たまには違った運動をしたい、物足りないので追加したいときの参考にしてください。

ただし、ハードワークにだけはならないように心がけましょう。

基本長生きストレッチ①

長生きスクワット

一般的な部屋の隅は直角になっていると思いますが、この部屋の角に立ってスクワットを行います。コーナーを使うことで、内側に入りがちなひざを確認しながら正しいフォームでスクワットが行えます。最初は1セット5回、1日10セットを目標にしてください。

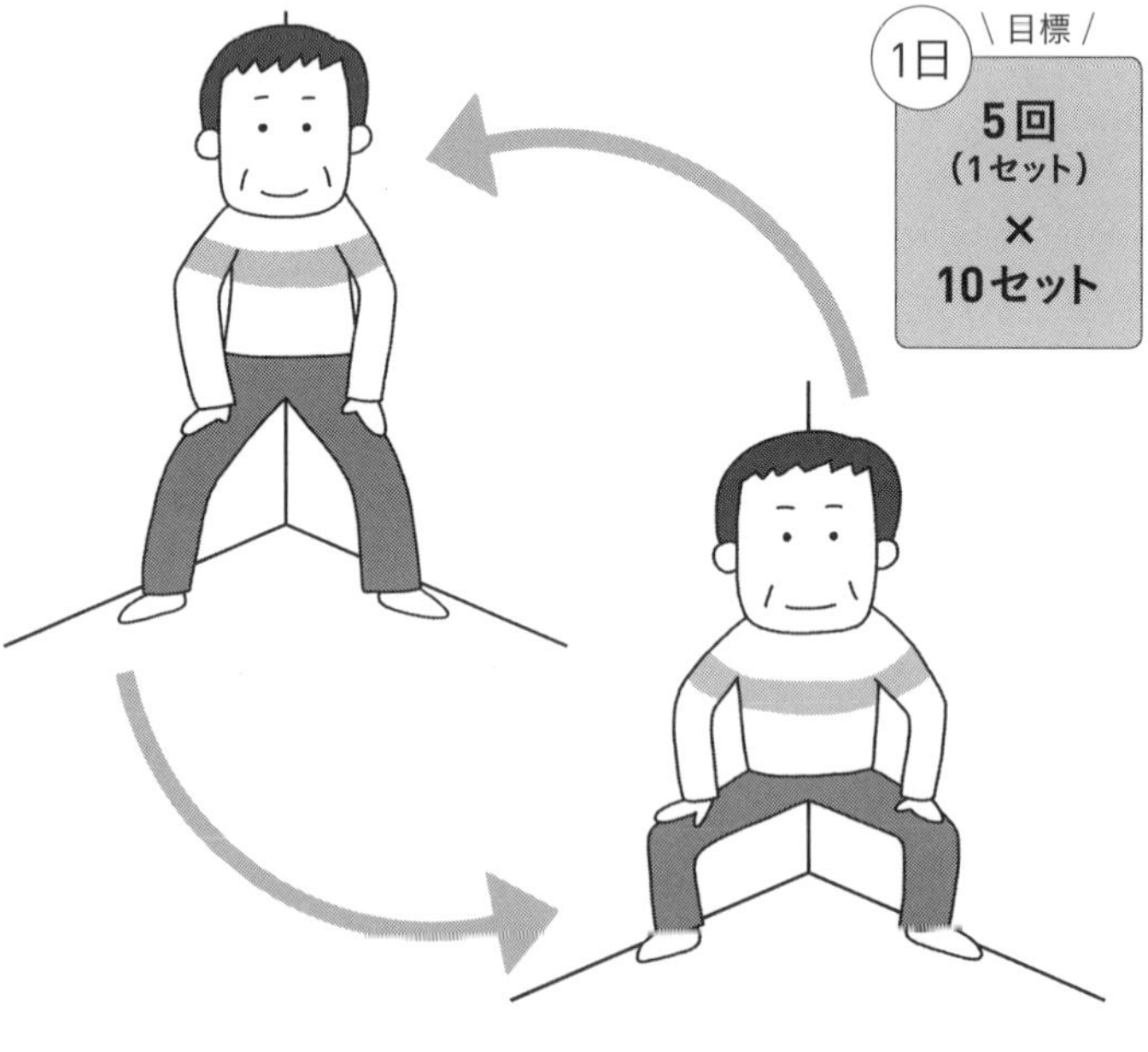

① コーナーを背にして立ち、おしりとひざをかべにつけたまま、両脚をかべに沿って広げていきます。

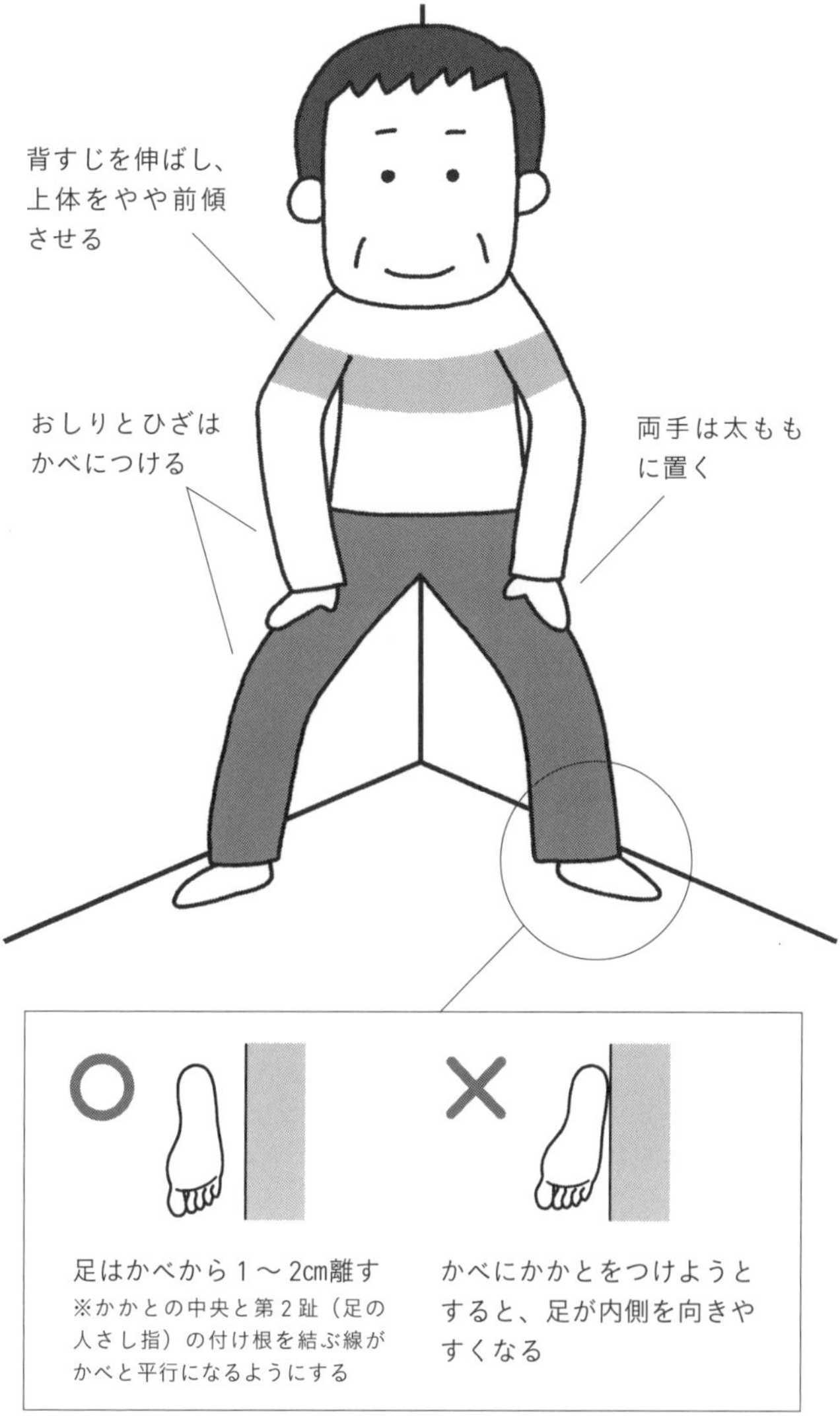
背すじを伸ばし、
上体をやや前傾
させる
おしりとひざは
かべにつける
両手は太もも
に置く
○
×
足はかべから１～2cm離す
※かかとの中央と第２趾（足の人さし指）の付け根を結ぶ線がかべと平行になるようにする
かべにかかとをつけようとすると、足が内側を向きやすくなる

② 太ももに置いた両手をひざに移動し、おしりとひざをかべにつけたまま、太ももとふくらはぎの角度が 90 度になるまでゆっくり腰を下ろします。腰を下ろしたら、ゆっくり①の状態に戻します。

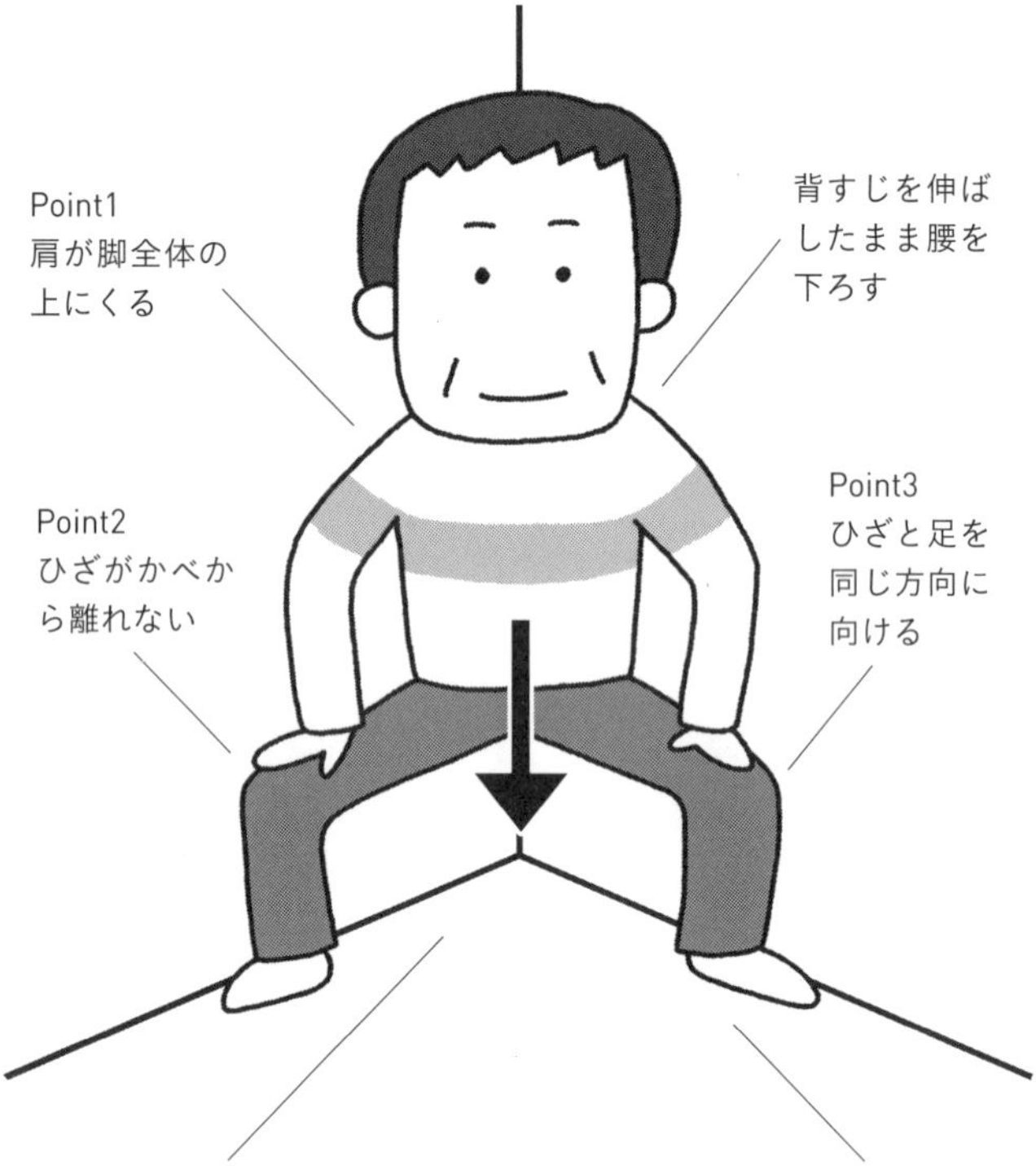
イスに座るようにおしりか
ら下ろす。太ももの裏側の
筋肉に力が入っていればOK
足はかべから離したまま、
おしりはかべにつけたまま

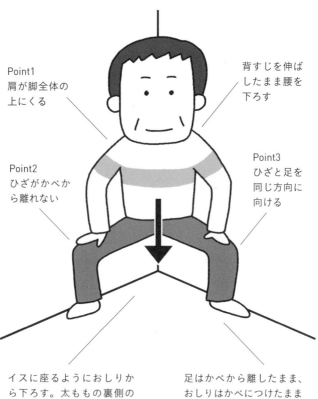

\ Point1 /

肩が脚全体の上にくる

ひざがつま先を越えないように腰を下ろすと、横から見ると、肩が脚全体の上にきます。これが正しいスクワット。ひざがつま先を越えると、ひざだけを使ったスクワットになって、ひざに負担をかけることになります。

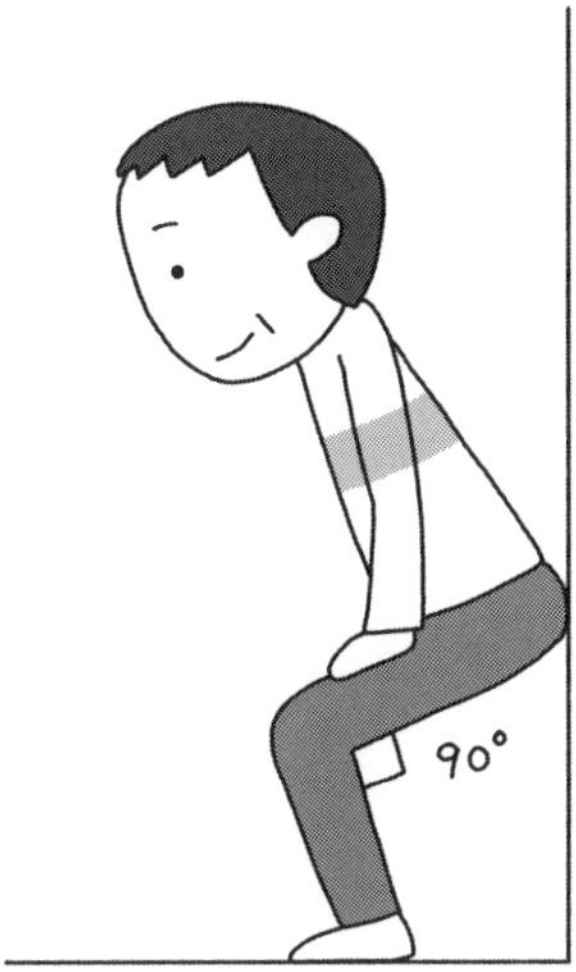

\ Point3 /

ひざがかべから離れない

間違ったスクワットで多いのが、ひざが内側に入ってしまうパターン。足を広げることに抵抗がある女性はとくにその傾向があります。ひざがかべから離れないように、手で押さえながらスクワットを行いましょう。ひざがかべから離れるフォームだと、ひざや足にねじる力が加わることで、ひざを痛める原因になってしまいます。

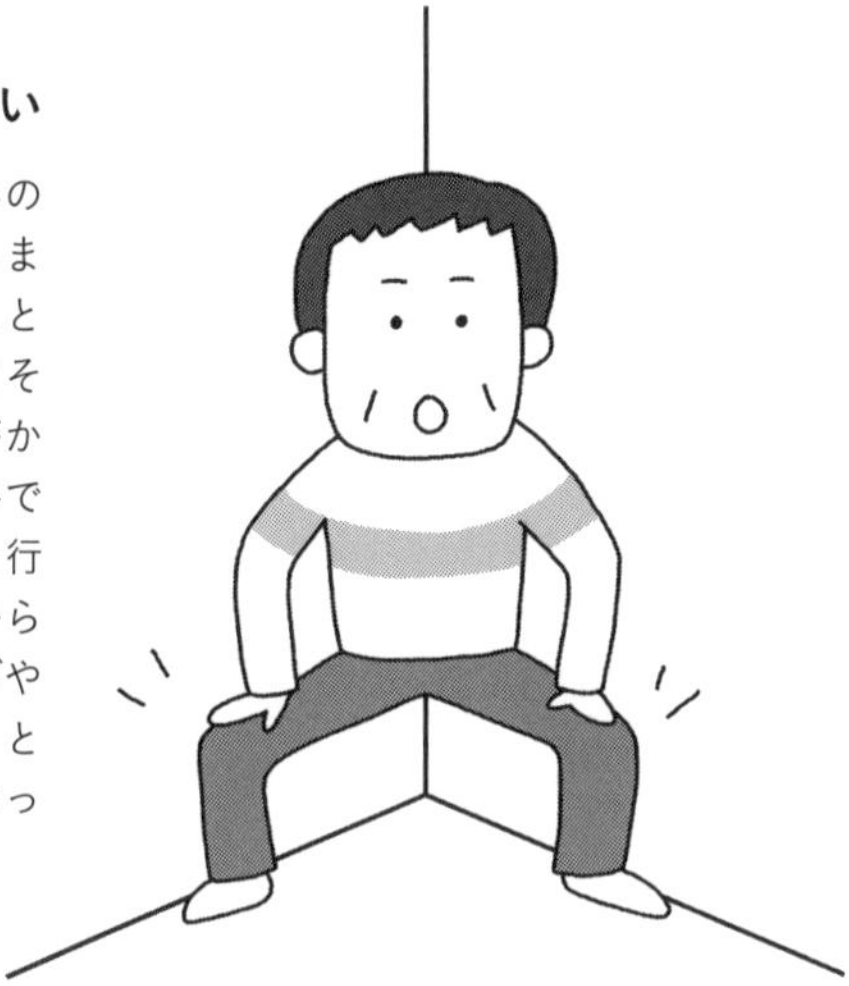

\ Point3 /

ひざと足を同じ方向に向ける

スクワットに限らず、ひざを曲げるという動作のときは、ひざとつま先を同じ方向に曲げるのがよいフォームです。よい体の使い方を身に付けるためにも、意識しながら丁寧にスクワットを行いましょう。

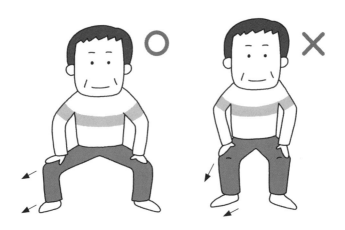

1日10セットで物足りない人は

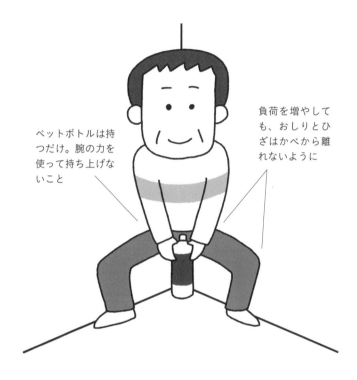

1セット10回くらい行っても、まだまだできる人は、回数を増やすのではなく、負荷を増やすことをおすすめします。たとえば、大きめのペットボトルに水を入れて、それを持ってスクワットを行います。ただし、腕の力を使って持ち上げないように注意してください。スクワットは下半身を鍛えるための運動なので、ペットボトルは持つだけです。

股関節がかたくて90度開かない人は狭めてチャレンジ

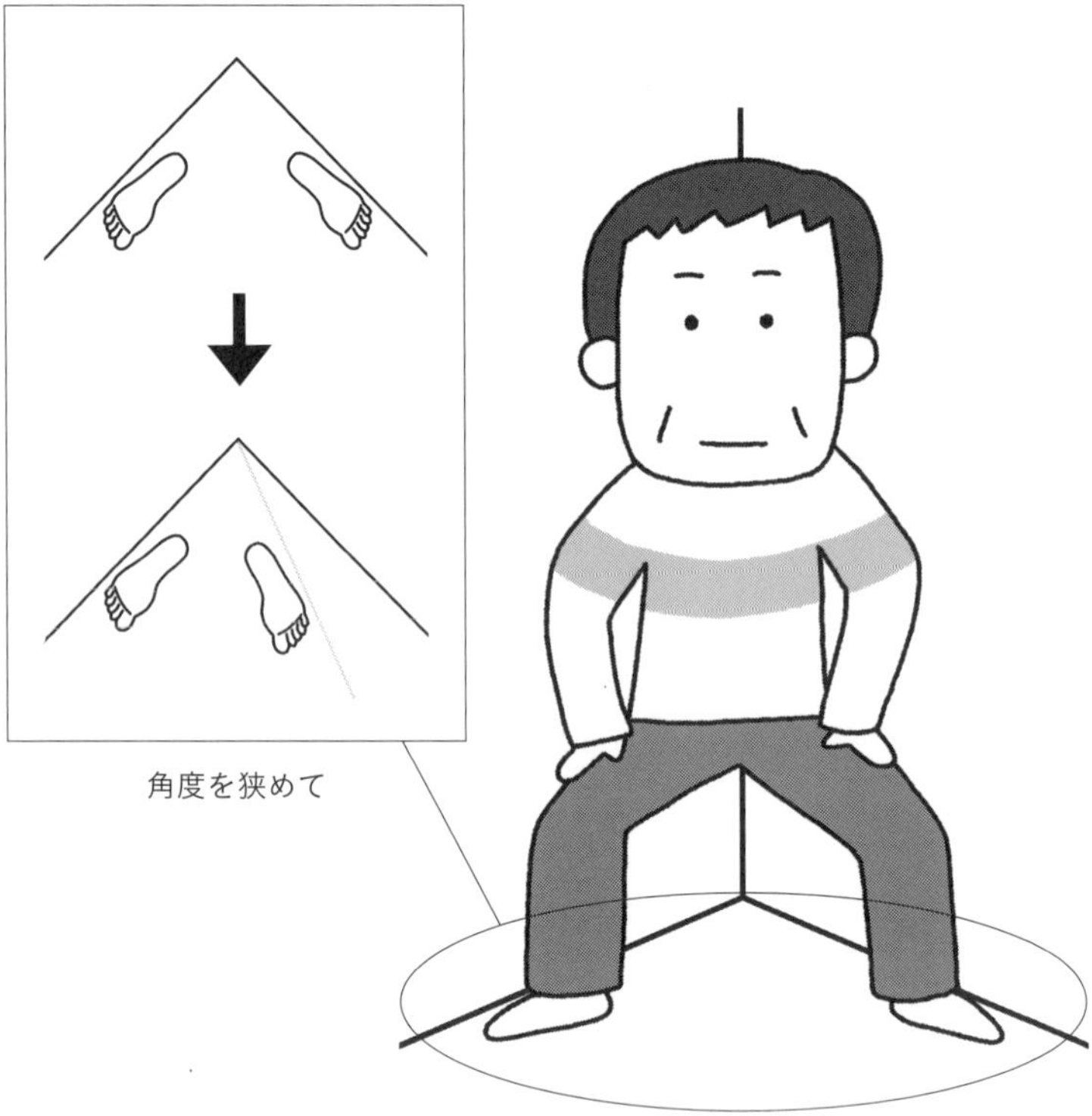

股関節がかたくなっている人は、かべに沿って脚を広げることが難しいかもしれません。そういうときは、片側だけ少しかべから離して開く角度を狭めてチャレンジしてください。ただし、ひざと足の向きが同じ方向に曲げることだけは忘れないようにしましょう。

股関節やひざが痛い人は足の位置を少し前に

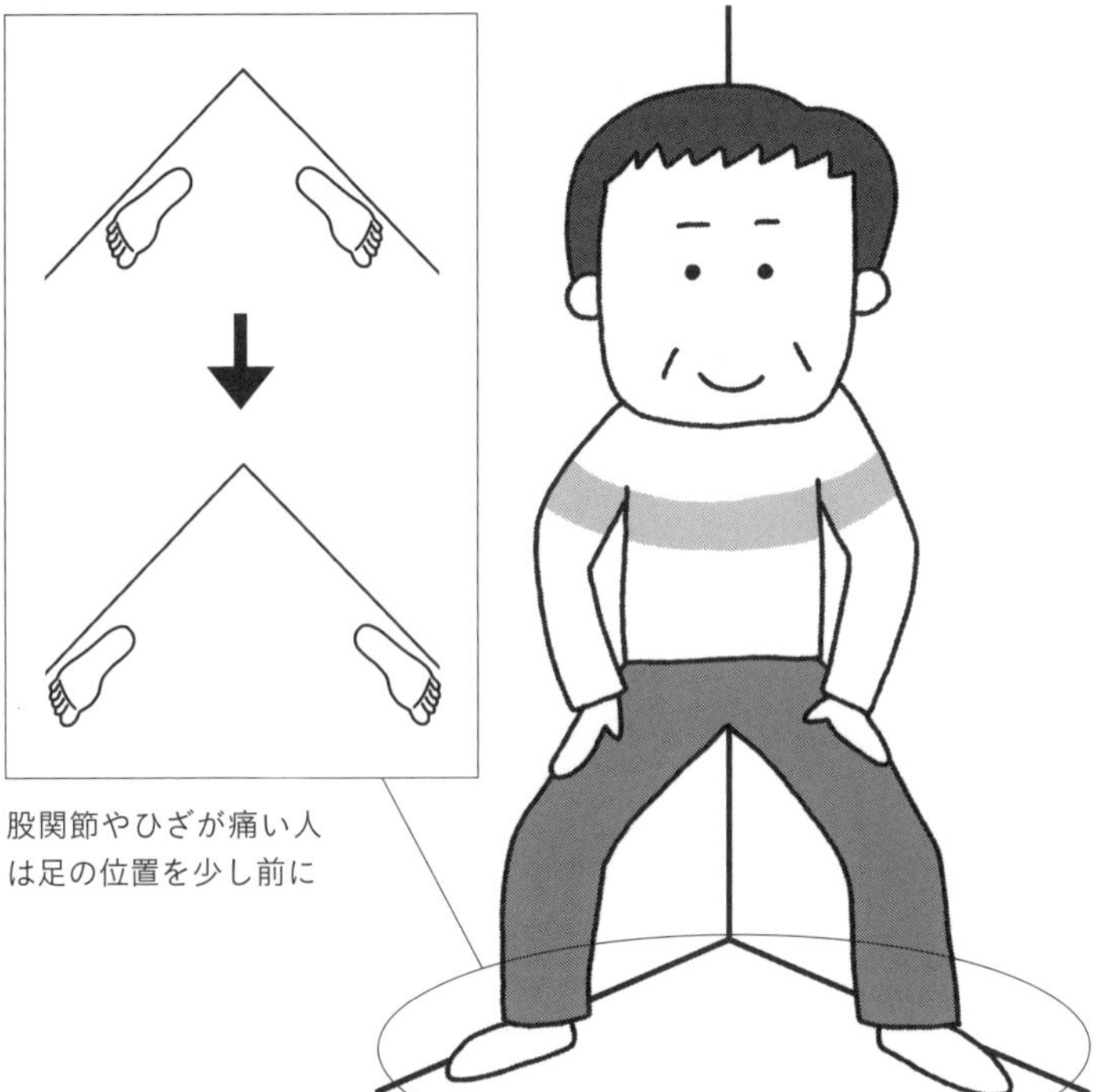

股関節やひざが痛い人は足の位置を少し前に

股関節やひざに痛みがある人は、足の位置を少し前に出してスクワットするとらくになります。腰を下ろす理想の角度は、太ももとふくらはぎの角度が90度ですが、痛みがあるときは浅くなってもかまいません。痛みがない範囲で行ってください。

基本長生きストレッチ②

足ふりワイパー体操

二つ目の基本長生きストレッチは、垂直な「かべ」ではなく水平な「ゆか」を使った足ふりワイパー体操です。体のつなぎ目になる各関節をうまく使いながら、背中から足腰を上手に動かす運動になります。ワイパー体操なら、腰が痛い人でも、腰に痛みを起こさずに体全体を動かせます。

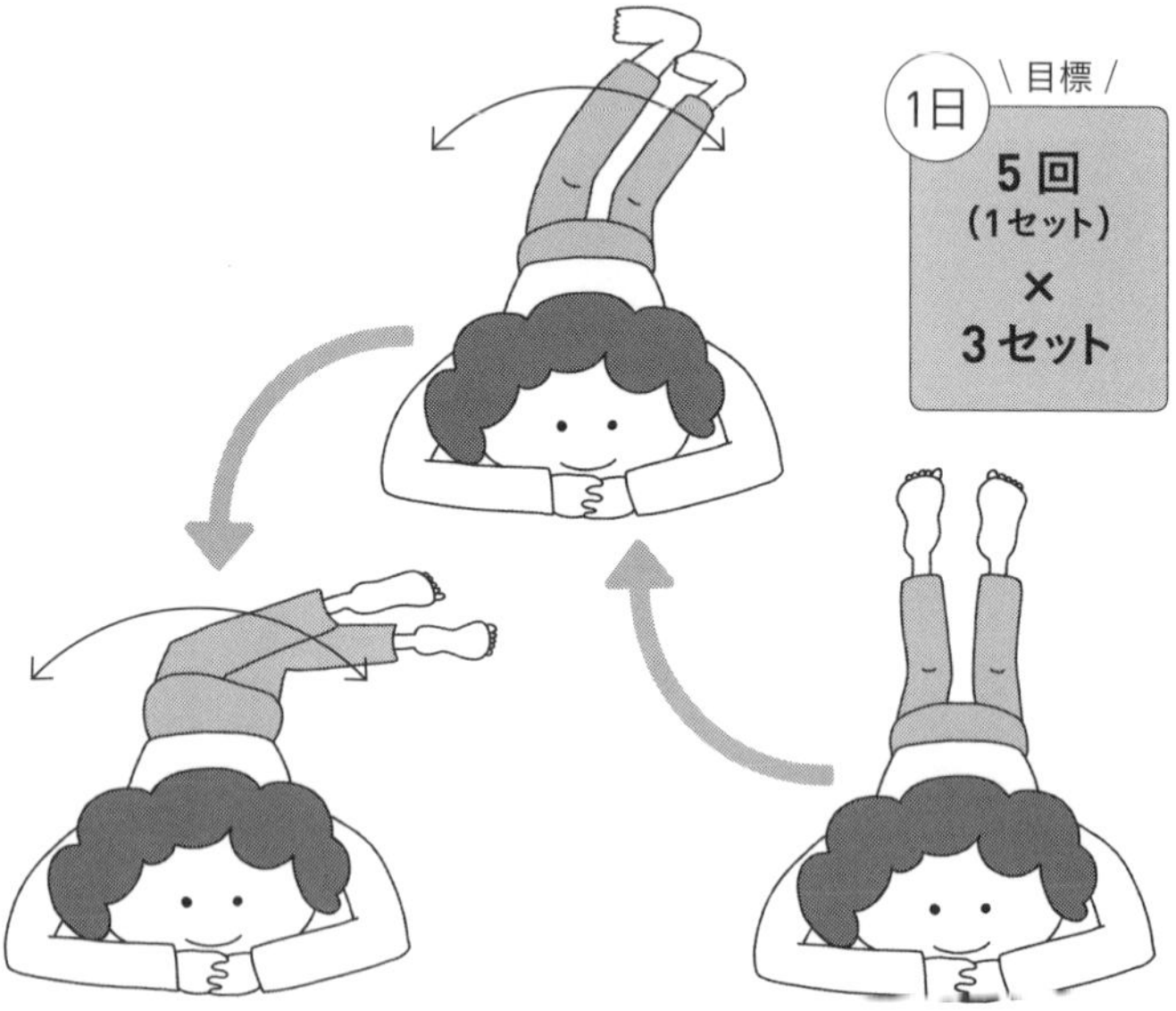

① うつ伏せに寝て、手は前で組みます。両脚は少し開き、ひざを軽く曲げます。このとき、足の裏は天井を向きます。

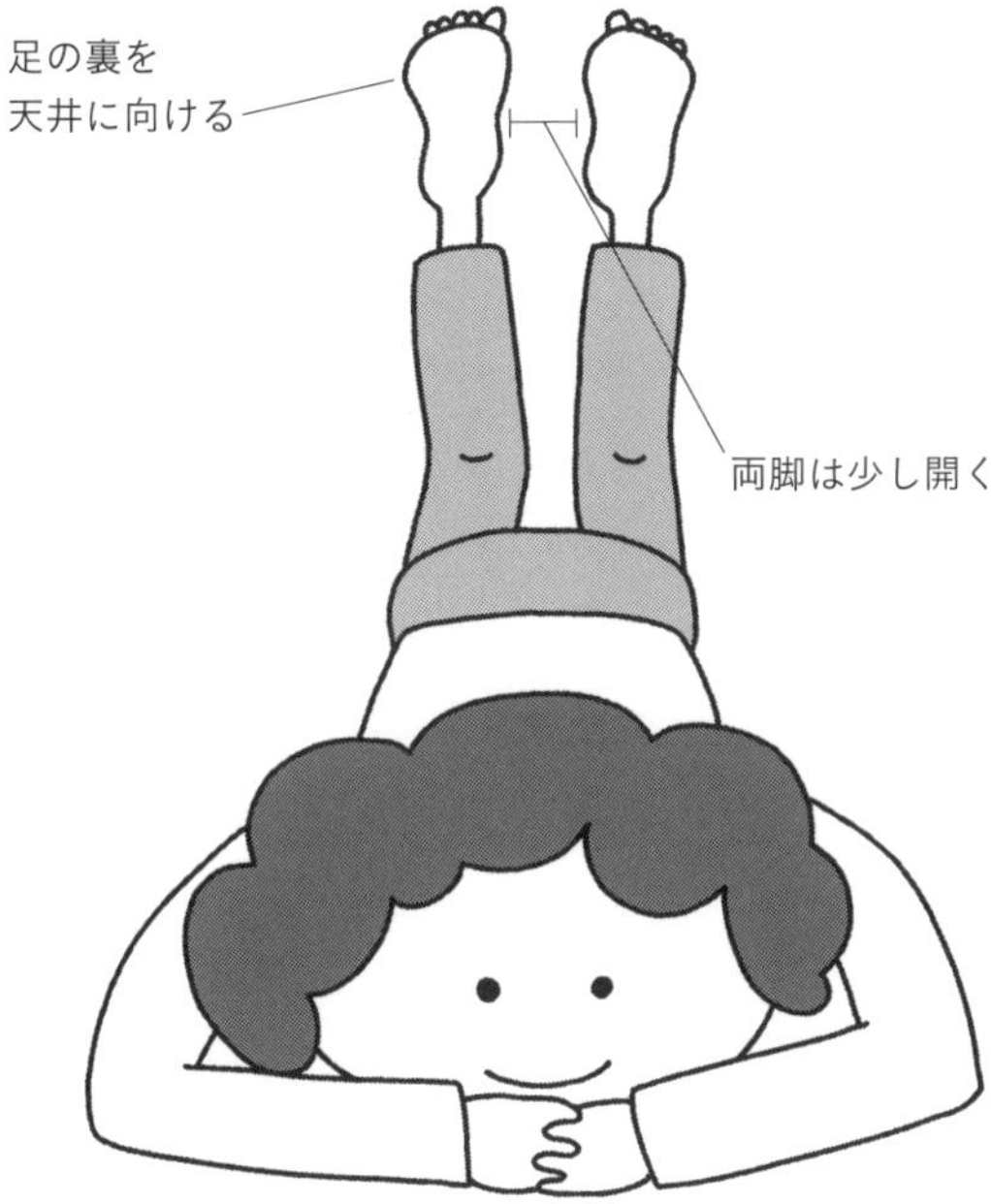

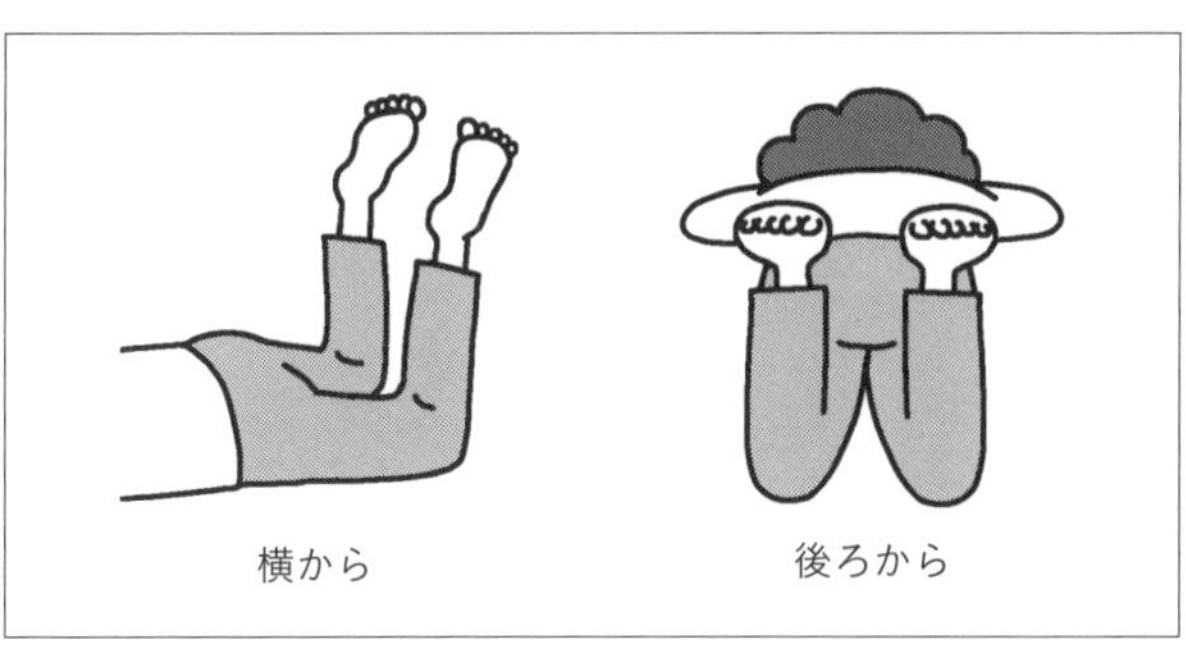

② 両下腿を自動車のワイパーのように、左右に傾け、もとの位置に戻します。

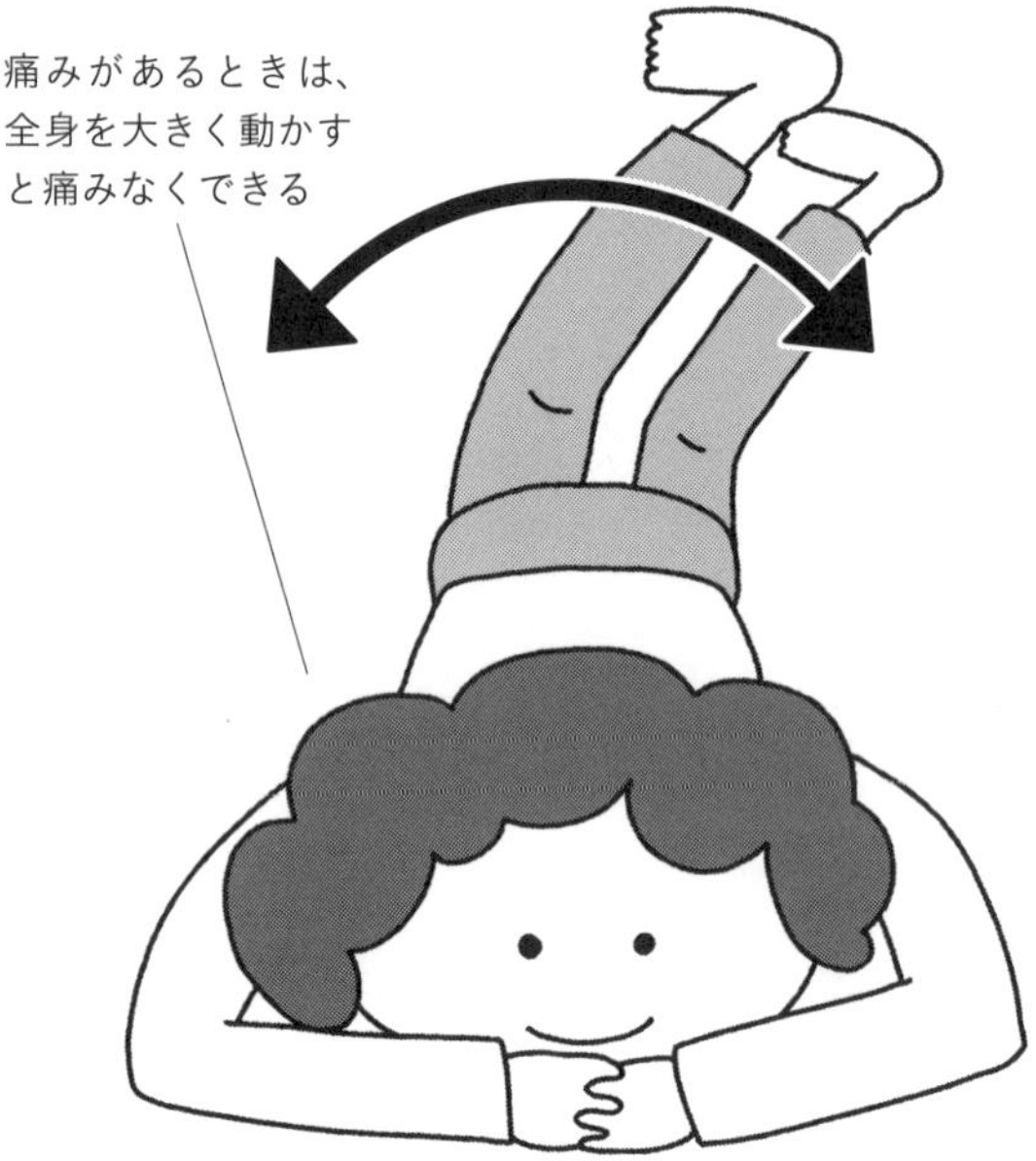
痛みがあるときは、
全身を大きく動かす
と痛みなくできる

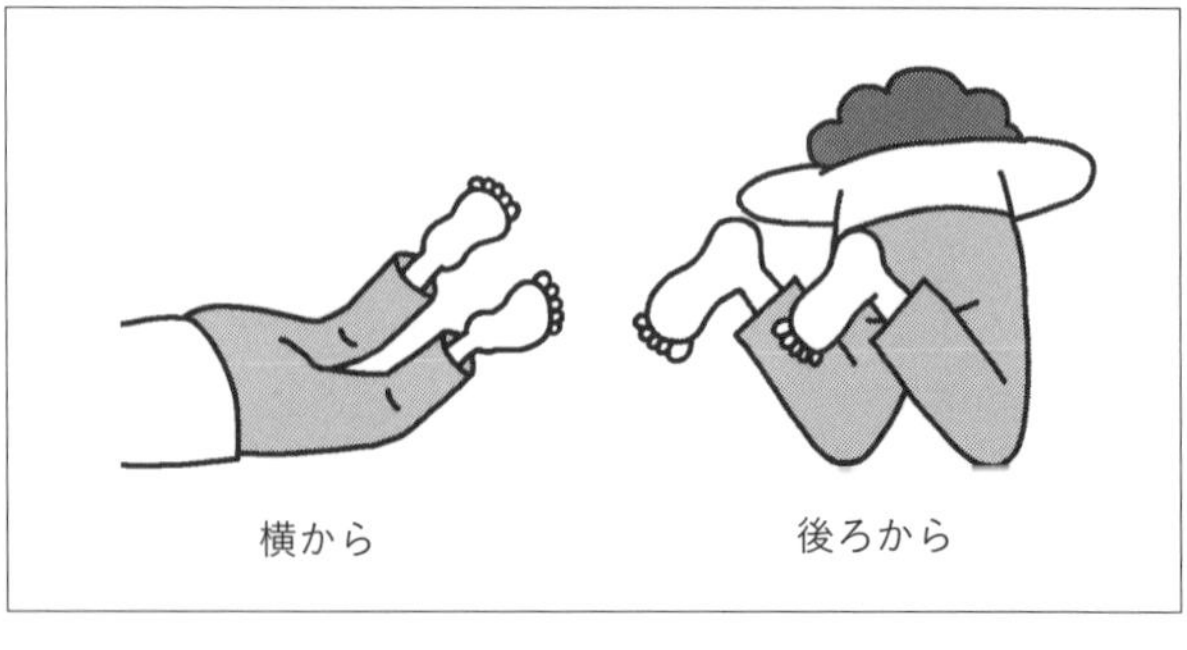
横から
後ろから

③ 徐々に、両下腿をゆかにつくくらいまでゆっくり倒し、もとの位置に戻します。1セット5回、朝夕以外にも家に帰ったときなど1日3セットを目標にしましょう。

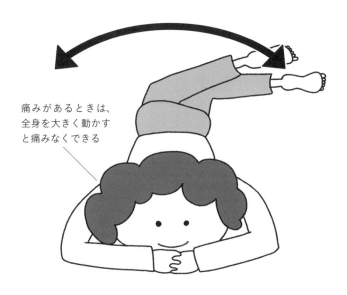

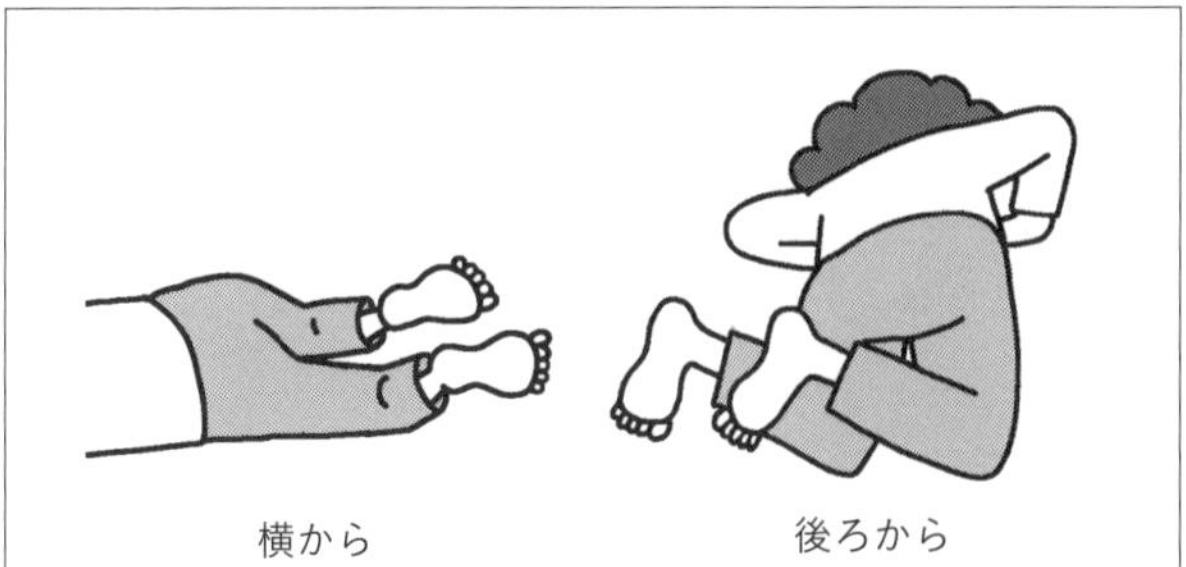

痛みがあるときは、全身を大きく動かすと痛みなくできる

基本長生きストレッチ③

股関節ゆるストレッチ

股関節ゆるストレッチは、長《なが》井《い》津《わたる》さんが考案した「真向法」という体操を参考にしています。股関節や背骨、肩、ひざなどの関節や体の大きな筋肉をストレッチすることができる効果的な体操です。

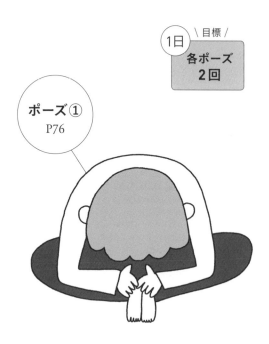

1日 \ 目標 /
各ポーズ 2回

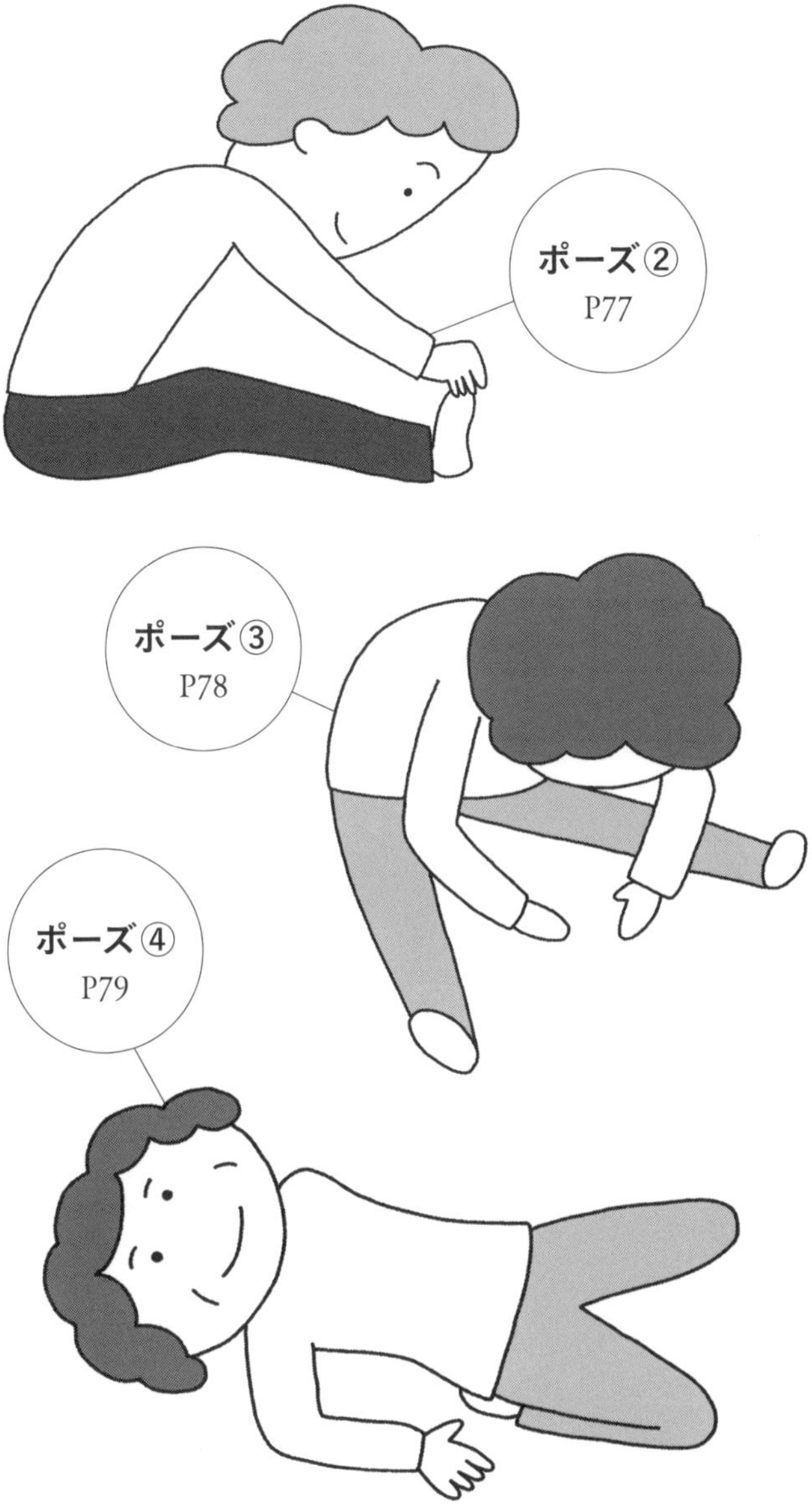
ポーズ②
P77
ポーズ③
P78
ポーズ④
P79

股関節ゆるストレッチ ポーズ①

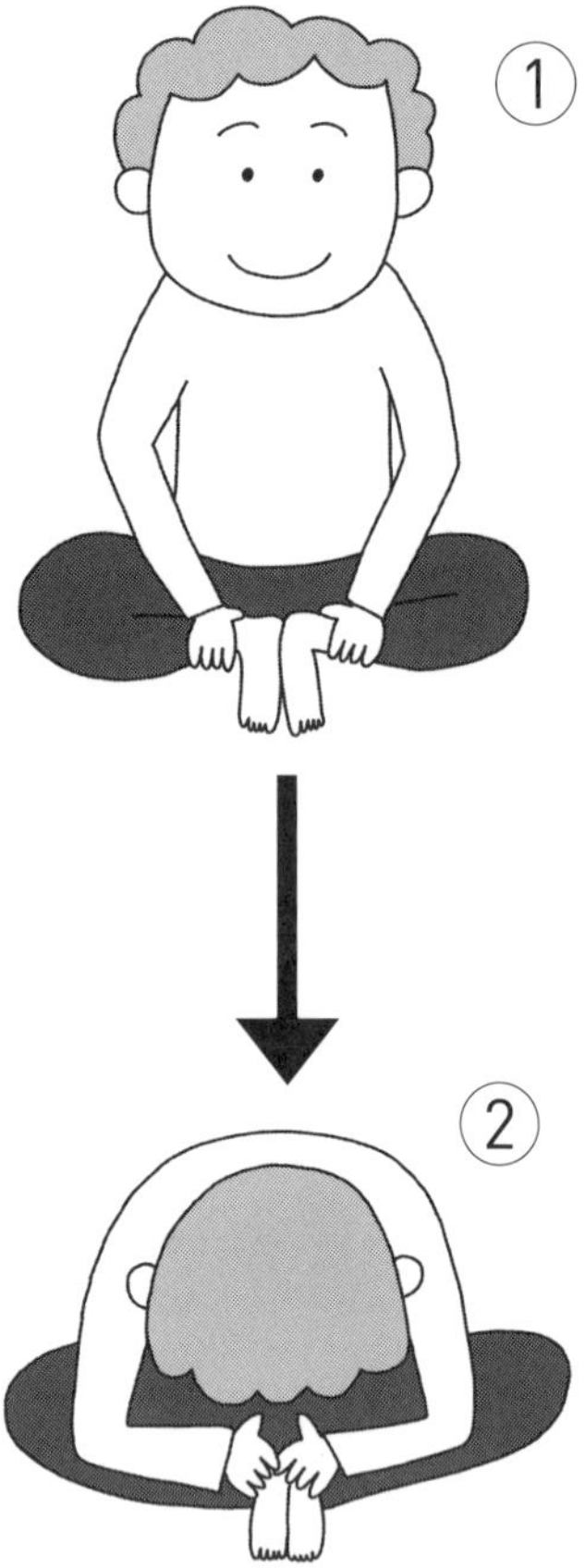

ゆかに座って、ひざを曲げて足の裏を合わせます。股関節を広げ、ひじでひざを押し、背すじと骨盤を伸ばして、ゆっくり体を前に倒していきます。

倒せるところまで倒したら、約５秒間キープ。それから約５秒かけてもとの姿勢に戻します。ひざはゆかにつくのがベストですが、できる範囲でかまいません。

股関節ゆるストレッチ ポーズ②

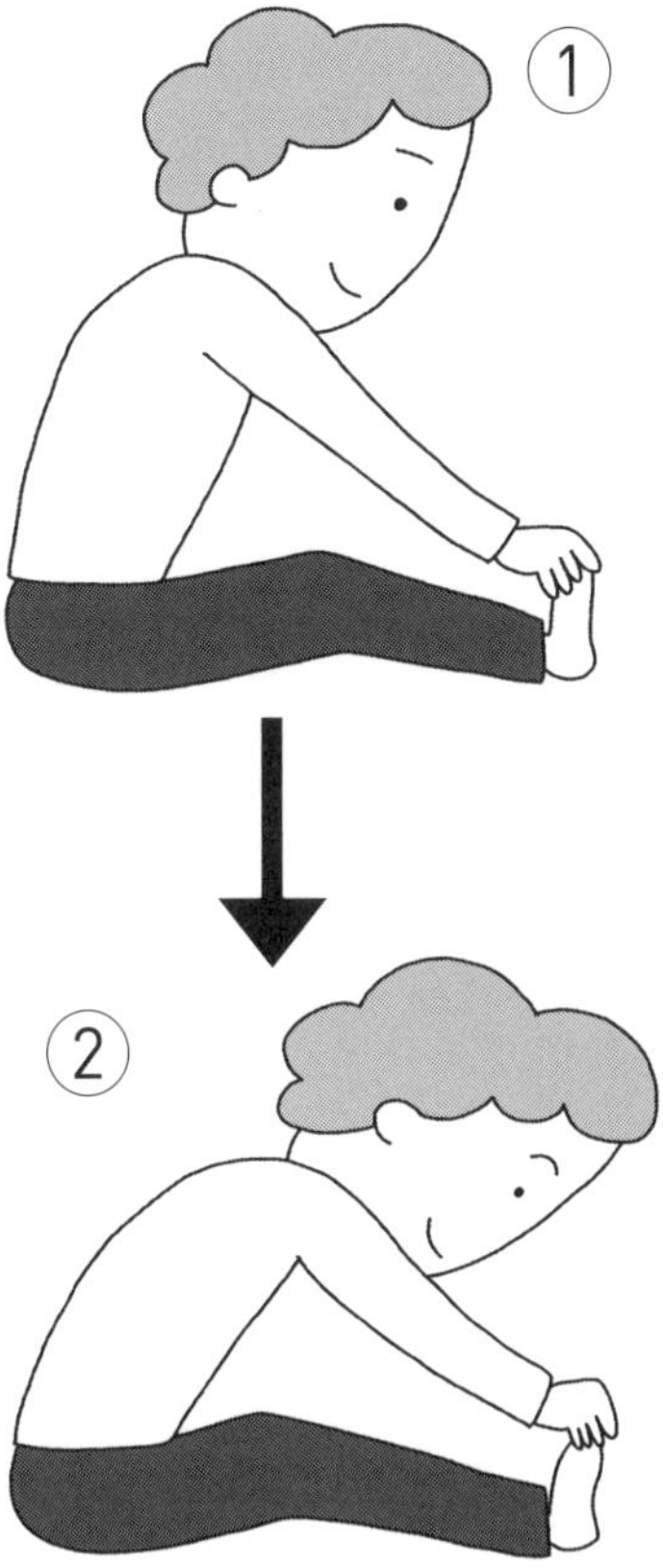

ゆかに座って、両脚を前に伸ばし、両手でつま先をつかみます。

体をゆっくり前に倒し、ゆっくりもとの姿勢に戻します。体を前に倒したときに、太ももの裏側の筋肉が伸びていることを感じることがポイントです。

※ひざを伸ばした状態でつま先をつかめない人は、ひざを軽く曲げたままで行ってもかまいません。前に倒しながら、できる範囲でひざを伸ばしてみましょう。

股関節ゆるストレッチ ポーズ③

①

ゆかに座って、ひざを伸ばしたまま両脚を左右に広げ、手をゆかに置きます。両脚の広さはできる範囲でかまいません。

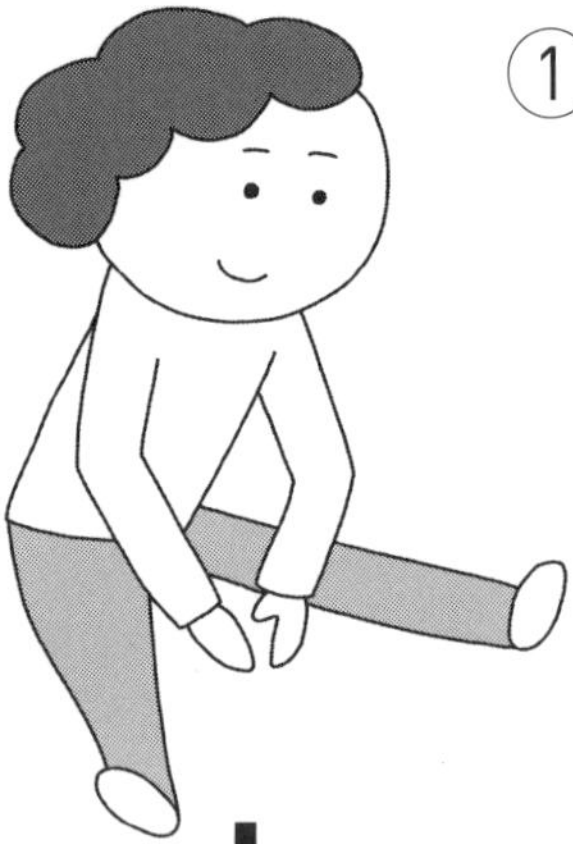

②

体をゆっくり前に倒し、ゆっくりもとの姿勢に戻します。体を前に倒したときに、背骨が骨盤の上にのっていることを意識しながら行いましょう。

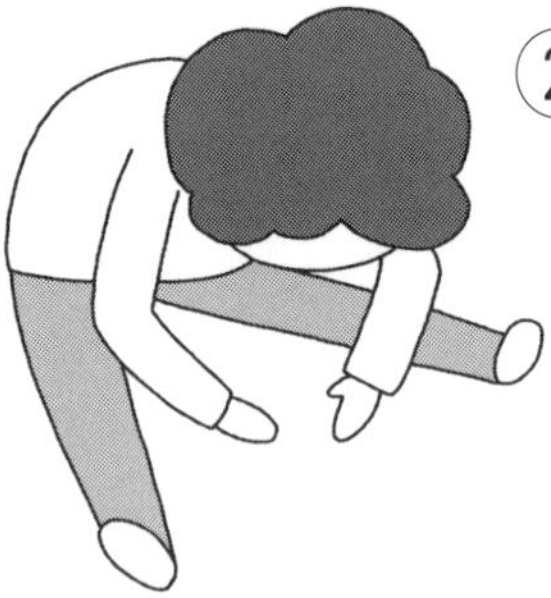

※両脚は 120 度開くのが理想ですが、90 度くらいでもかまいません。また、ひざを伸ばせない人は、ひざを曲げた状態から始めてください。

股関節ゆるストレッチ ポーズ④

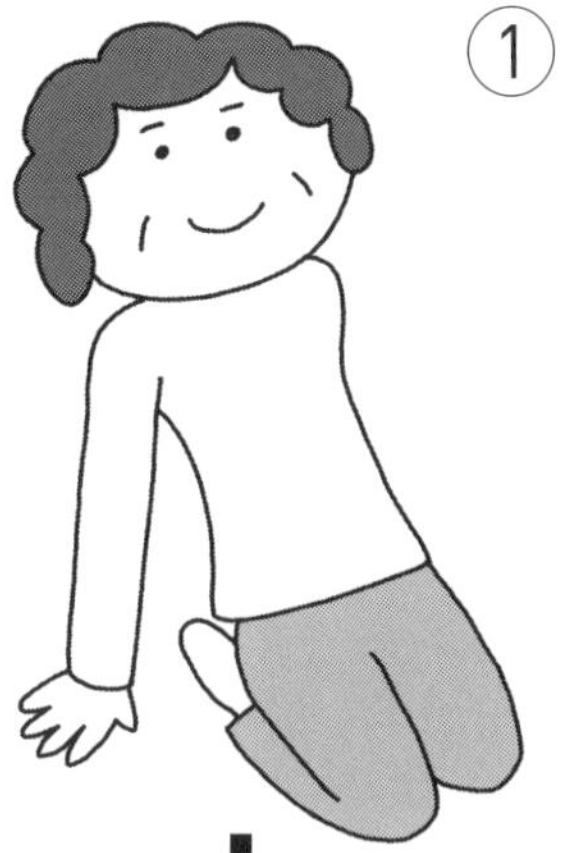

正座をした状態から、両手を腰の脇のゆかにつきます。そこからゆっくりと後ろへ倒していきます。

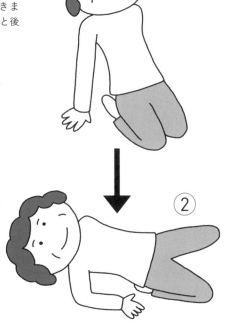

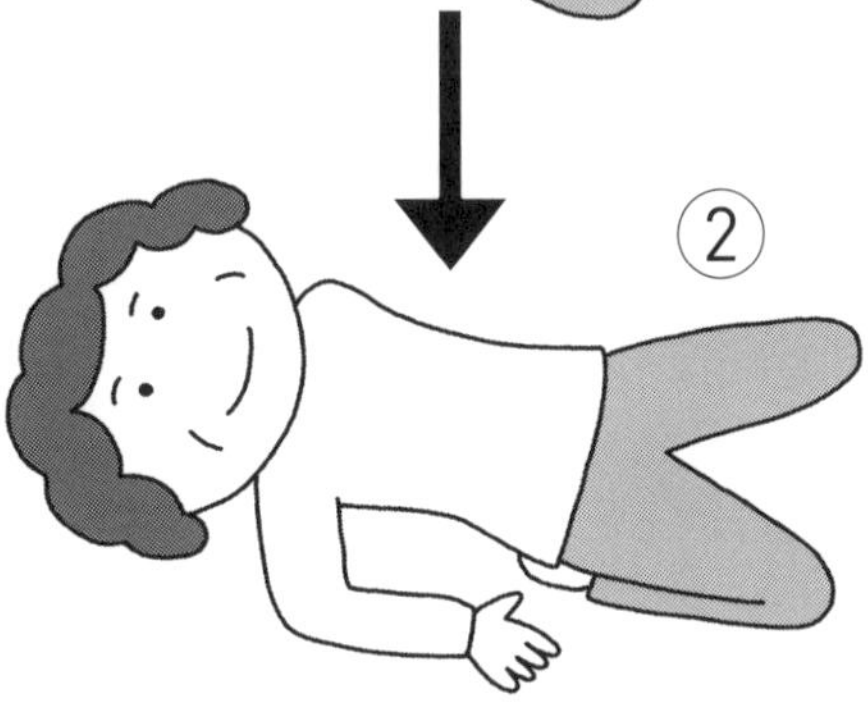

ゆかにひじをついて、可能な限り体を倒していきます。頭や肩がゆかにつくくらいまで倒せればベストです。

※体を後ろに倒すことに恐怖感がある人は、背中に布団などを置いて行えば安心感があります。くれぐれも無理をしないようにしてください。
また、正座がつらい人は横向きで、股関節、ひざ、太ももを伸ばしてください。

第2章

脱ロコモはこうやって達成する

楽しく続けるための長生きストレッチのオプション

脱ロコモを達成するには、長生きストレッチの三つの運動、長生きスクワット、足ふりワイパー体操、股関節ゆるストレッチを生活習慣に取り入れることです。運動習慣がまったくない人や体を動かすのが苦手な人だと、長生きストレッチをやり続けるのは、なかなかたいへんかもしれません。

しかし、2、3週間続けると、自分の体が変わっていることに気づけます。「身軽に動けているような気がする」「昨日の疲れが残っていないような気がする」……。2カ月、3カ月がんばると、歩いたり、動いたりするときに感じていたひざや腰などの痛みが少なくなります。人によっては、まったく感じることがなくなります。

ここまで到達したら合格ですが、2、3カ月も過ぎると、長生きストレッチに物足りなさを感じたり、ちょっと違った運動がしたくなったりするものです。そこで、オプションの運動を紹介しましょう。

いずれも、ロコモにならないためには必要な筋肉を鍛えたり、ほぐしたりする運動です。やり方も、長生きストレッチと同様に誰にでもできる簡単な運動です。

長生きストレッチよりらくな運動もあれば、長生きストレッチでは対象としていない上半身のための運動もあります。いつもの運動習慣に追加で行ってもいいですし、代わりとして行ってもかまいません。

ただし、あくまでも長生きストレッチのオプションなので、がんばり過ぎないようにしましょう。

オプション①ふくらはぎを鍛える

ヒールレイズ
コーナースクワット

かかとを上げた状態でスクワットを行うことで、とくにふくらはぎの筋肉を鍛えることができます。

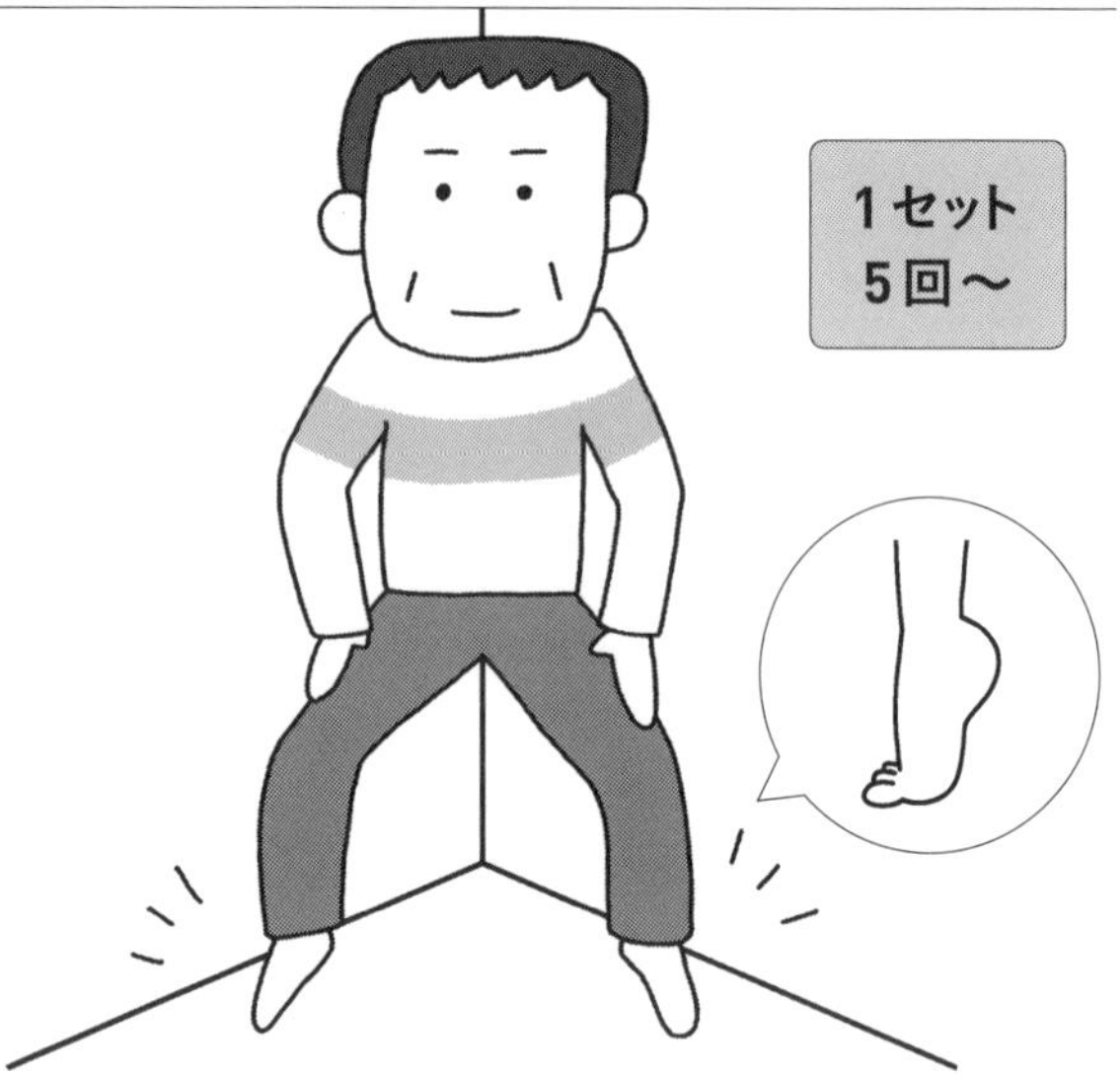

①コーナーを背に立ち、両脚をかべに沿って広げていきます。このとき、ひざと足はかべから離れないように。

②背すじを伸ばし、上体をやや前傾させたら、かかとを上げて、ゆっくり腰を下ろします。太ももとふくらはぎの角度が90度になるまで腰を下ろしたら、ゆっくりもとの位置に戻します。

オプション②すねを鍛える

トウレイズ
コーナースクワット

つま先を上げた状態でスクワットを行うことで、とくにすねの筋肉を鍛えることができます。

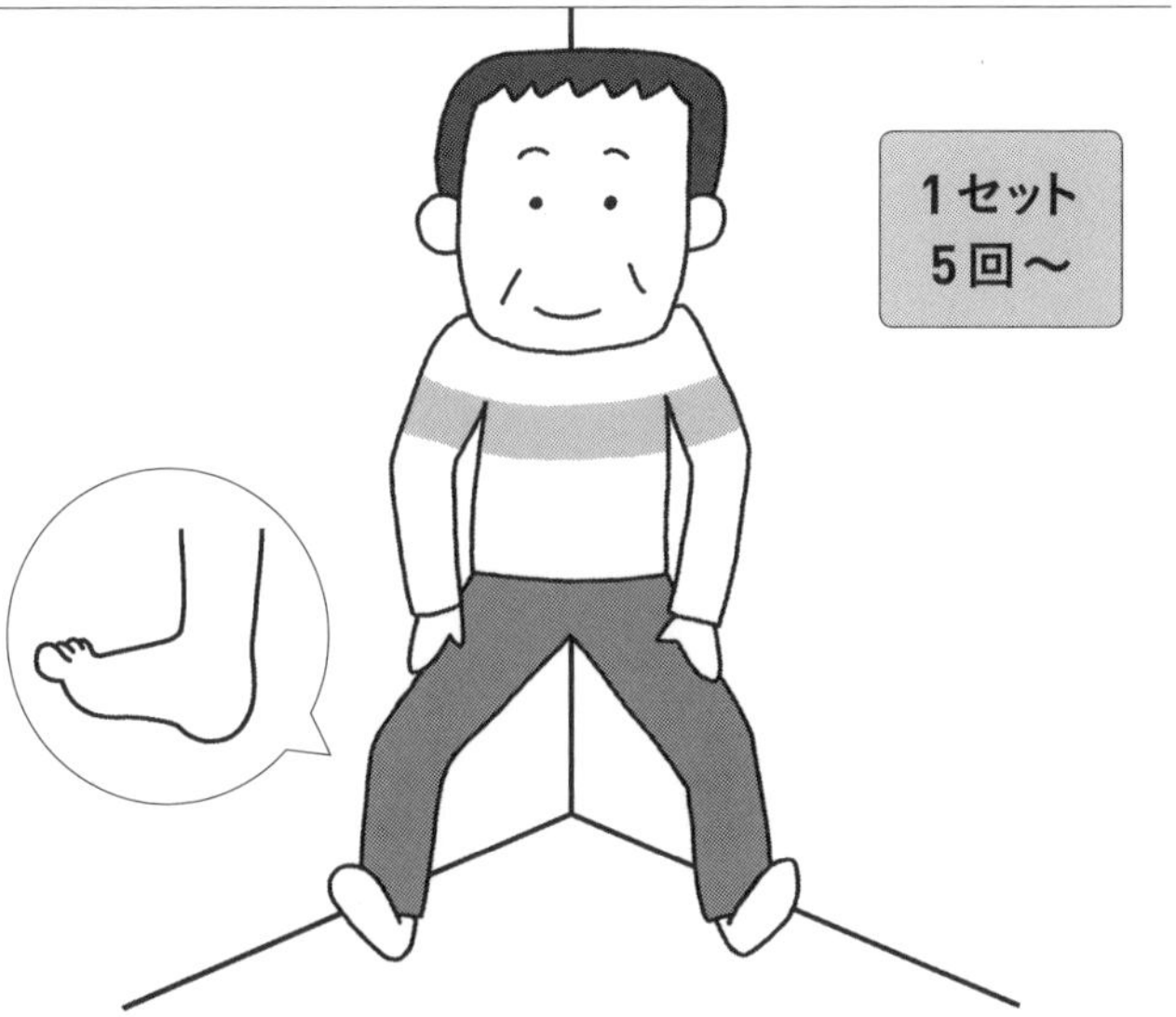

①コーナーを背に立ち、両脚をかべに沿って広げていきます。このとき、ひざと足はかべから離れないように。

②背すじを伸ばし、上体をやや前傾させたら、つま先を上げて、ゆっくり腰を下ろします。太ももとふくらはぎの角度が 90 度になるまで腰を下ろしたら、ゆっくりもとの位置に戻します。

オプション③全身の筋肉をほぐす

かべこんにゃく体操

野口体操創始者である野口三千三《みちぞう》さんが考案したこんにゃく体操を、かべを使ったスクワットに取り入れた体操です。体全体を使うことで、かたくなった筋肉をほぐす効果もあります。

①

かべにおしりをつけて立ち、スクワットの要領で腰を下ろします。その状態から前屈し、手の甲をゆかにつけます。上体をこんにゃくになったつもりで脱力します。

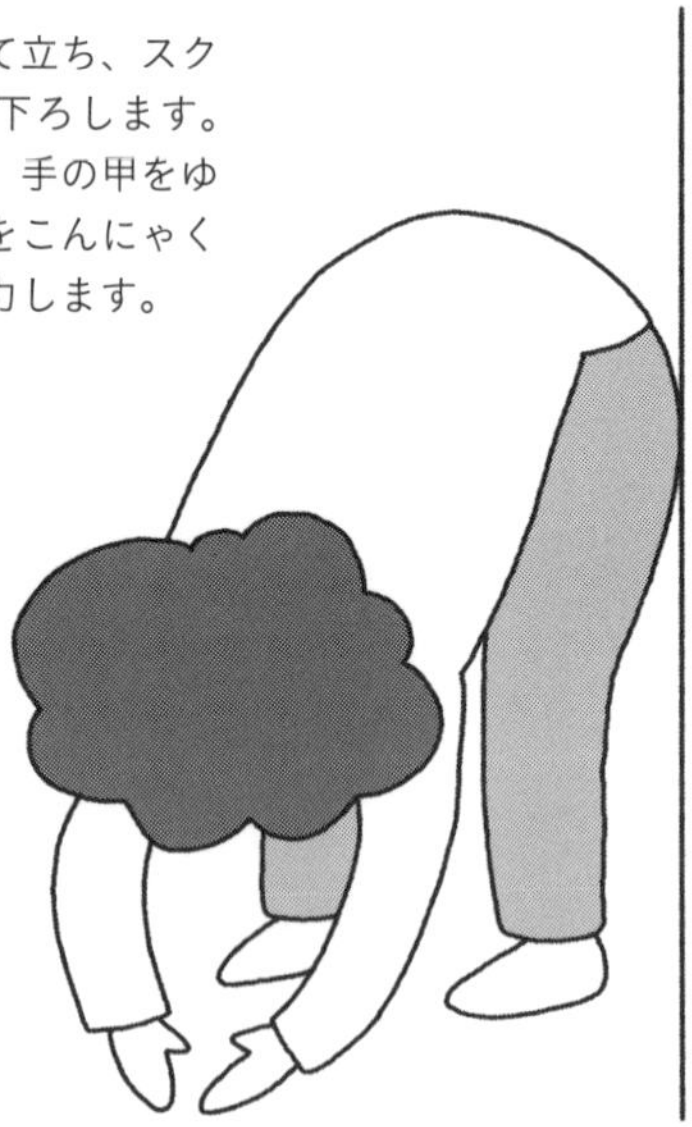

＼目標／

1セット 5回

②

ひざをさらに深く曲げながら、おしりを上げ下ろしします。

※こんにゃく体操は下半身も鍛えられますが、腰痛や肩こりのある人にも効果的な運動になります。

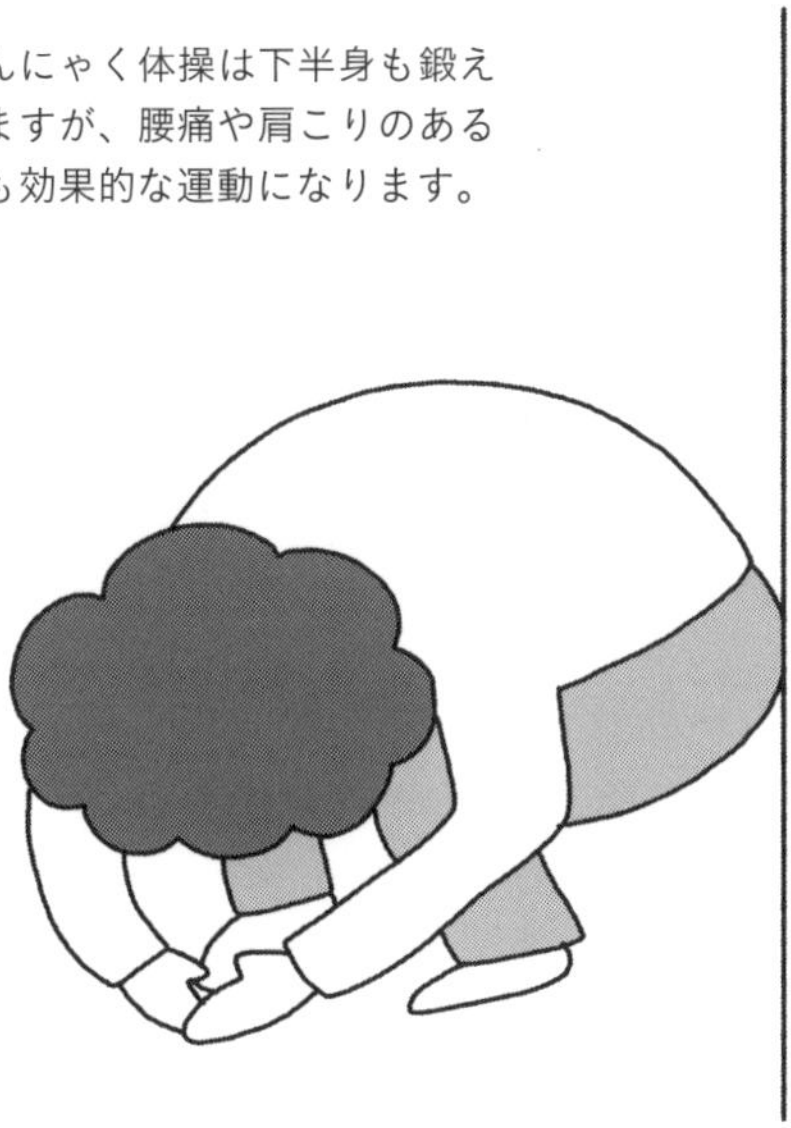

オプション④上半身を鍛える

かべ押し

ロコモチェックで、上半身の衰えが気になる人は積極的に取り組んでいただきたいメニューです。

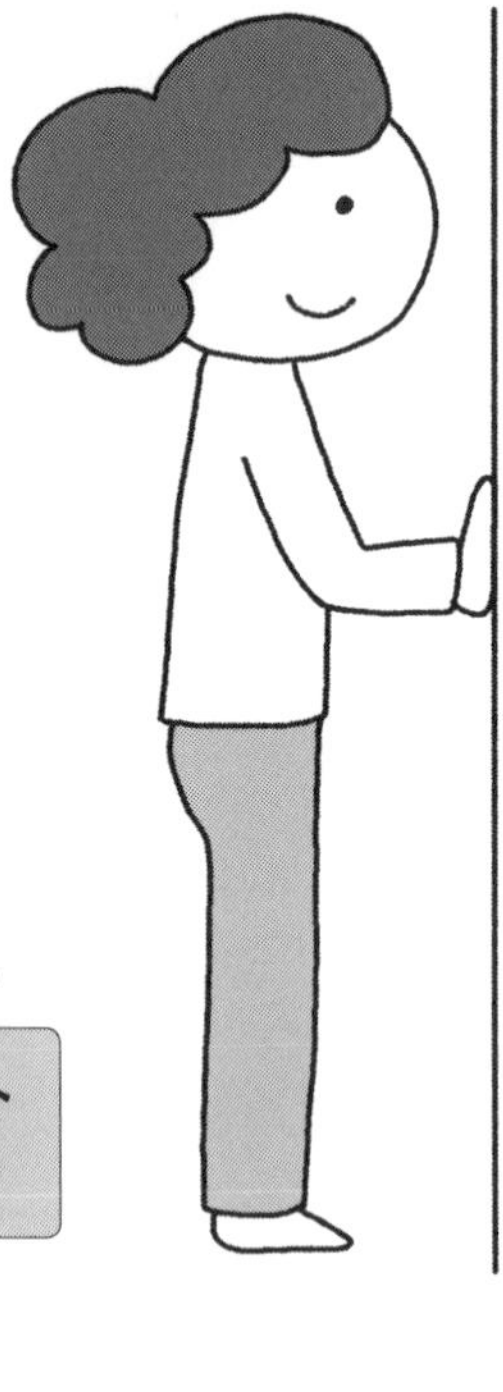

\ 目標 /

1セット
5回

①

かべに向かって立ち、両腕を伸ばし、手のひらをかべにつけます。

② 足を後ろに移動させ、体を斜めにします。

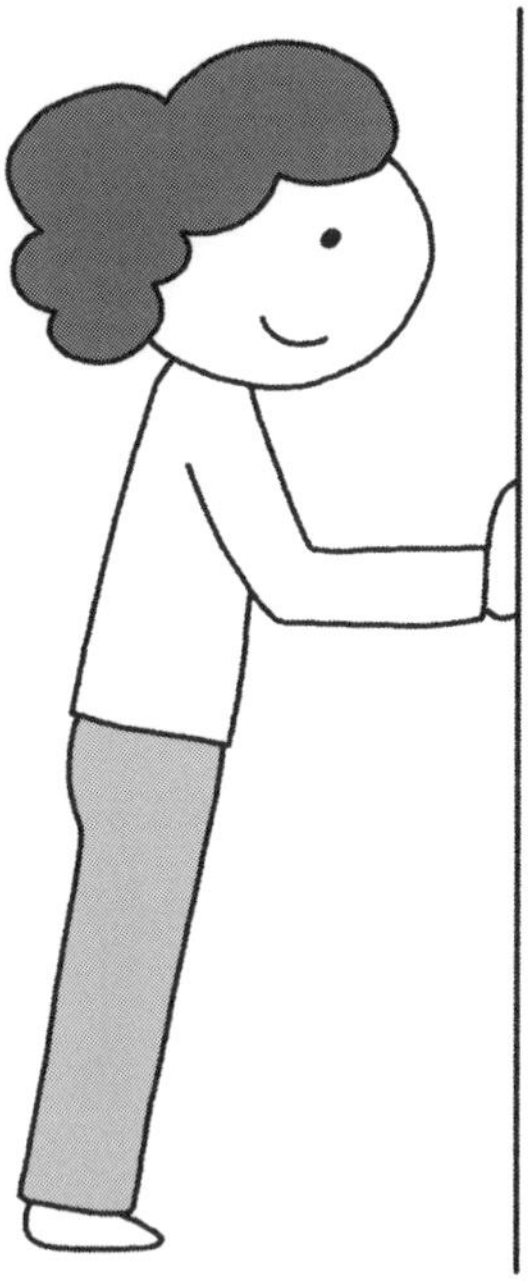

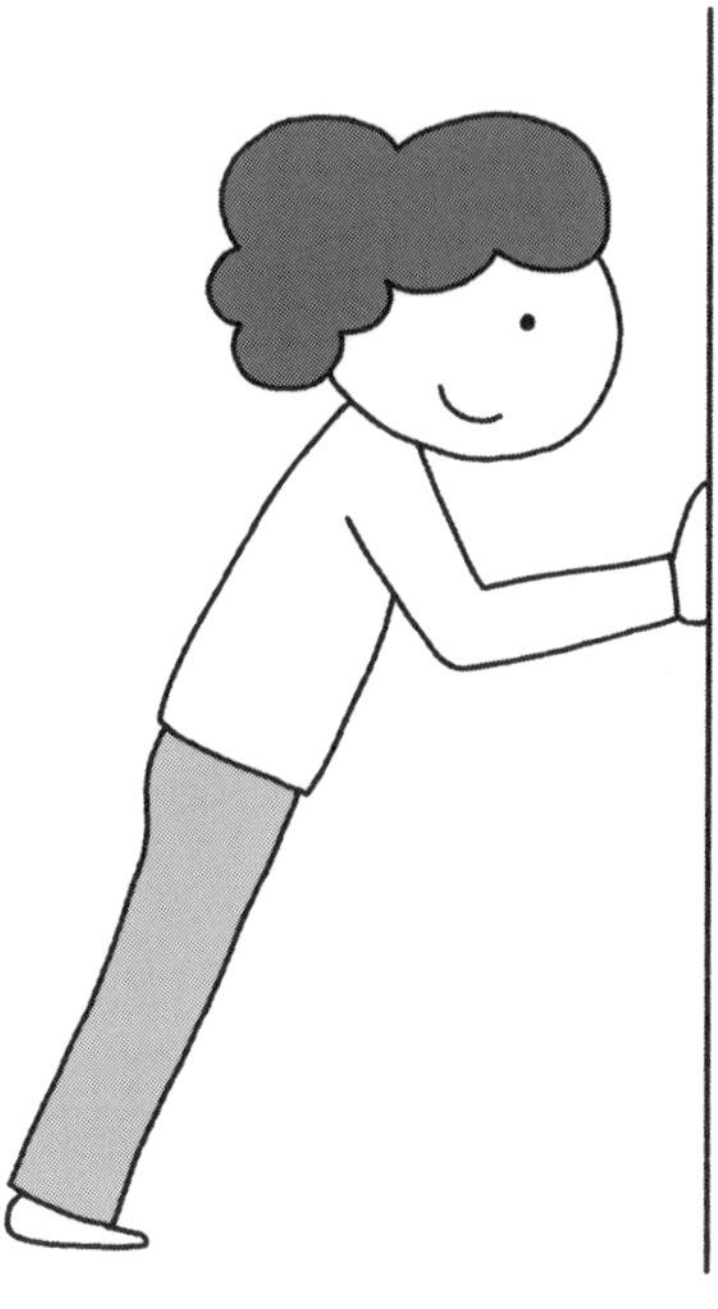

③

腕立て伏せの要領で、ゆっくりかべを押し、ゆっくりもとの位置に戻します。体全体の力を抜いて、腕に体重がのるようにすると、背中がよく伸びます。

オプション⑤スクワットより負荷が軽い

寝てかべ押し

足の裏でかべを押してみましょう。この運動はスクワットより負荷の軽いものになります。スクワットがつらい人は、この運動から始めるのもいいかもしれません。ただし、かべを押すときは、ひざが内側に倒れないように注意しましょう。

＼目標／

1セット
5回

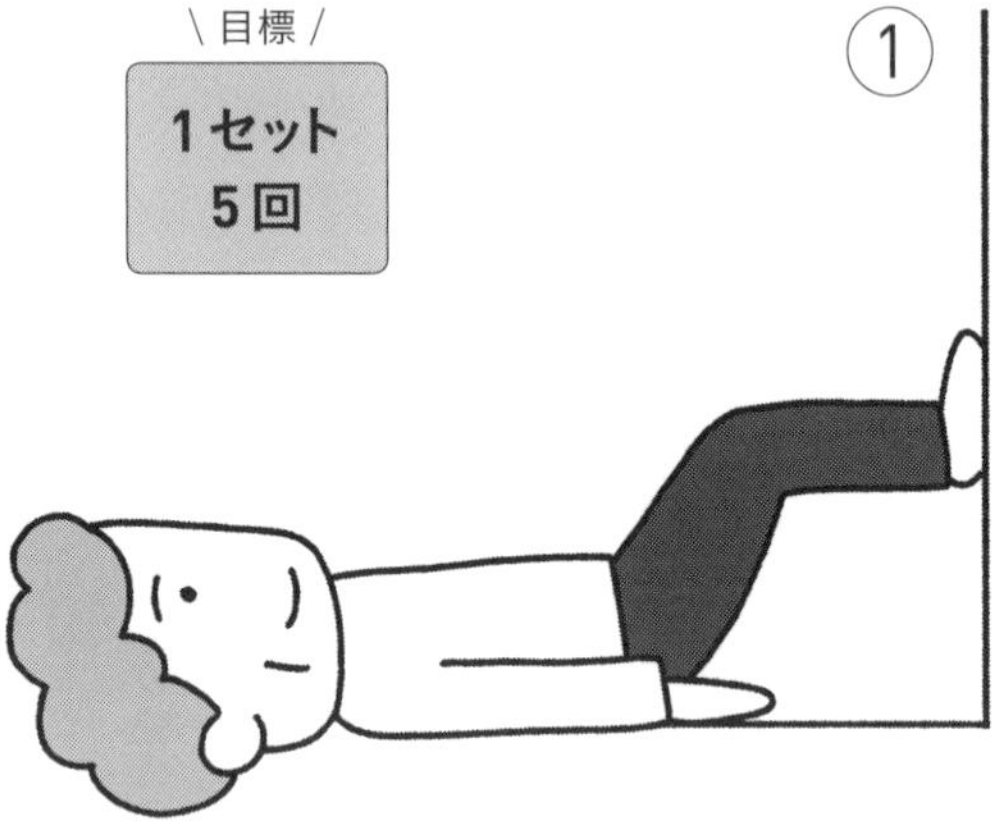

仰向けに寝て、ひざを軽く曲げて、足の裏をかべにつけます。両腕は力を抜いて、伸ばしておきます。胸の前で組んだほうがらくな人は、それでもかまいません。

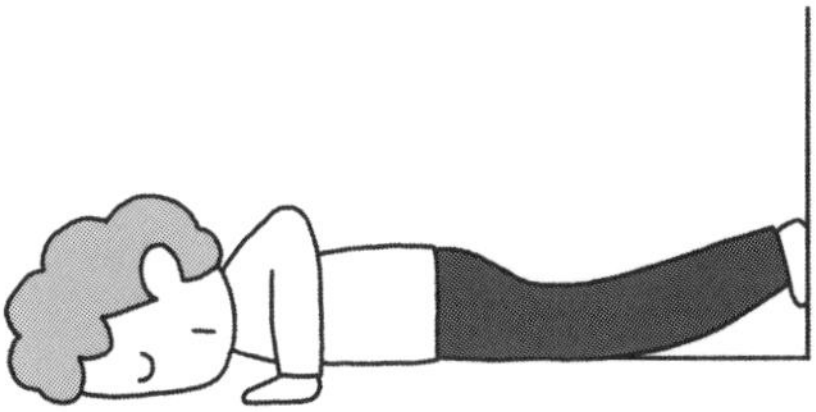

※うつ伏せの状態から、つま先でかべを押すと、仰向け状態のかべ押しより、ふくらはぎの運動になります。
はじめは難しいので、慣れるまでは片足ずつやりましょう。

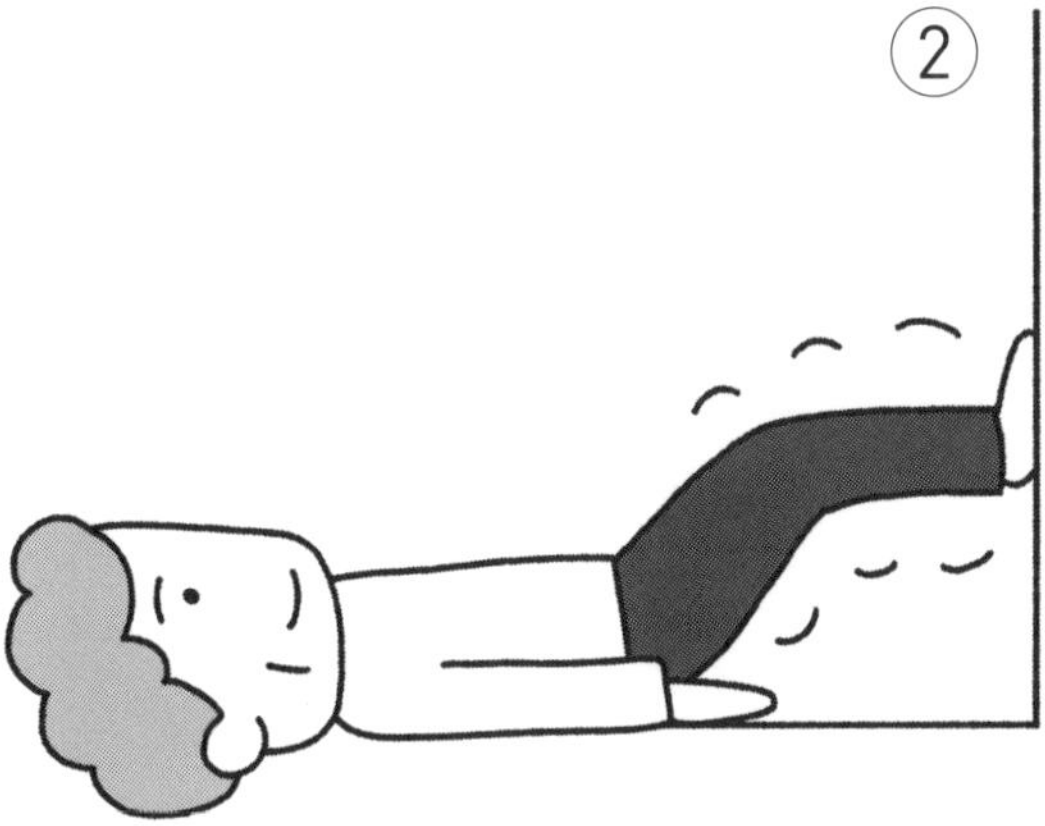

両脚に力を入れて、足の裏でゆっくりかべを押します。5秒間くらい押したら、脚の力を抜きます。慣れてきたら、10秒間くらいかべを押し続けてみましょう。また、リズミカルに押したり脱力したりを繰り返すとリラックスしてきます。

オプション⑥上手な体の使い方を確認する

面壁スクワット

コーナースクワットがうまくできるようになったら、かべに向かった状態のスクワットにチャレンジしてみましょう。かべのサポートがない状態で、ひざをうまく動かせるようになると、上手な体の使い方をひとつ手に入れたことになります。

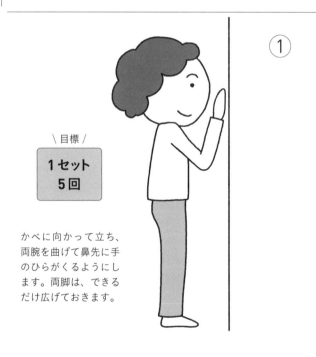

①

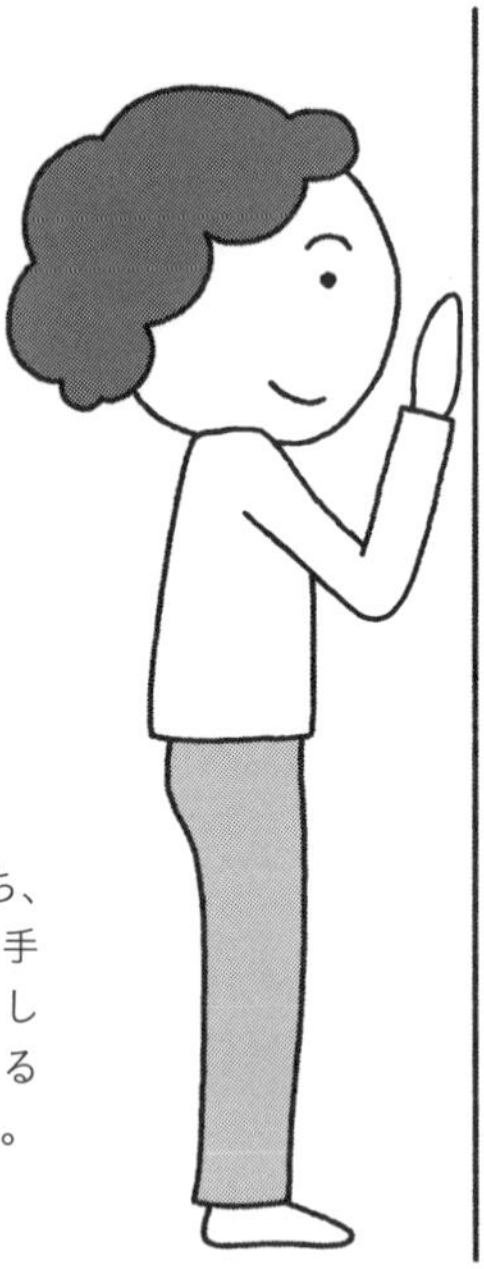

＼目標／

1セット
5回

かべに向かって立ち、両腕を曲げて鼻先に手のひらがくるようにします。両脚は、できるだけ広げておきます。

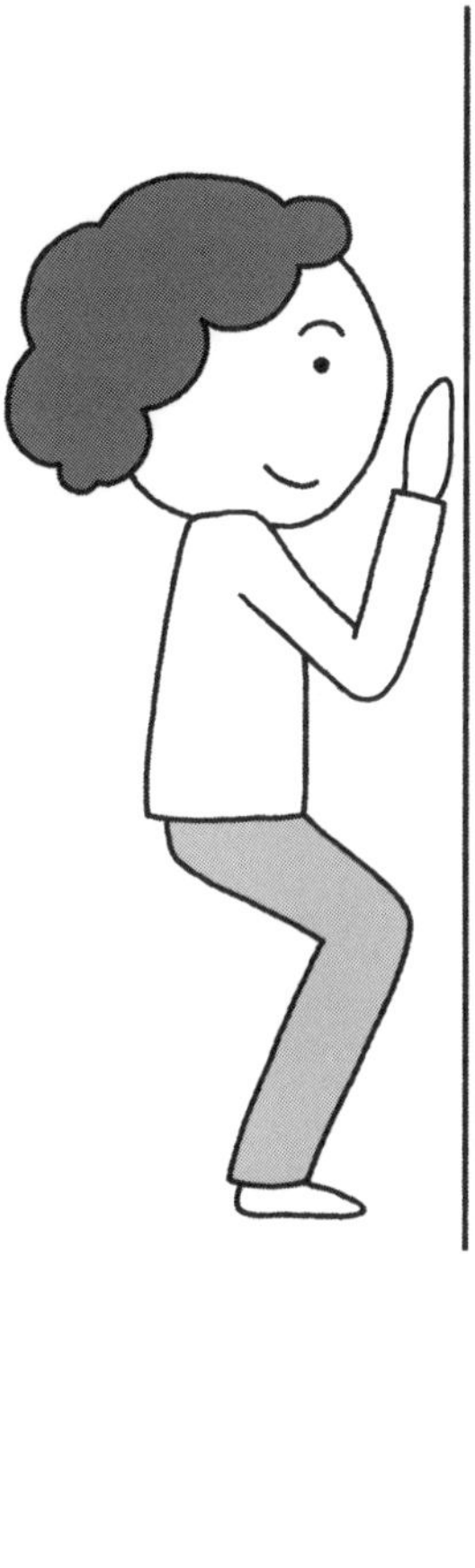

②

①の状態から、両手はそのままの位置でゆっくりと腰を下ろし、ゆっくりともとの位置に戻します。

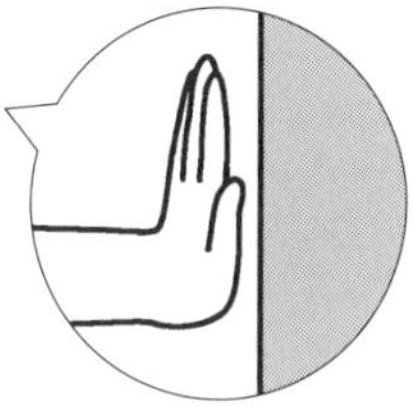

※両手は、かべにさわるくらいにしておきます。力を入れてかべを押す状態になると、体重がかべ側に移動し、効果がなくなってしまいます。

オプション⑦立つことがつらくても下半身を鍛えられる

かべしり足踏み

「かべしり足踏み」は、かべに背中をあずけることで安全にできる下半身強化メニューです。立つことがつらい人は、まずはここから脱ロコモを目指しましょう。

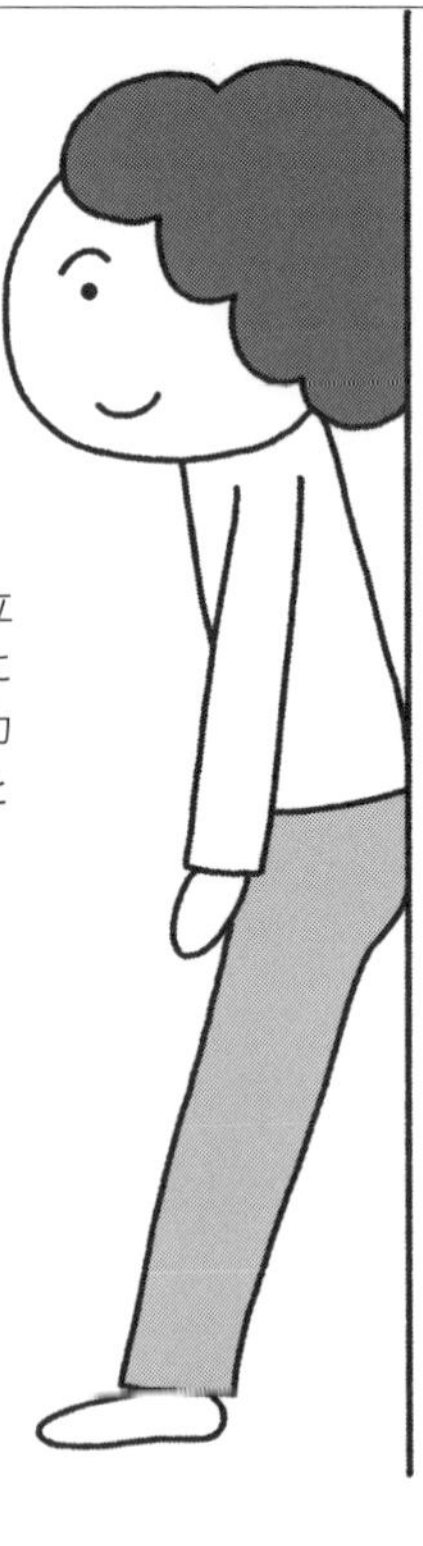

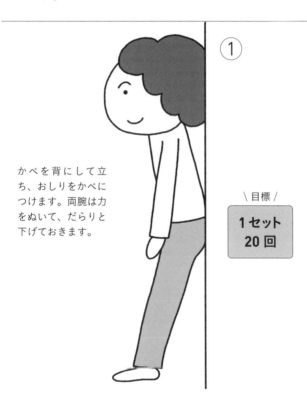

①

かべを背にして立ち、おしりをかべにつけます。両腕は力をぬいて、だらりと下げておきます。

\ 目標 /

1セット 20回

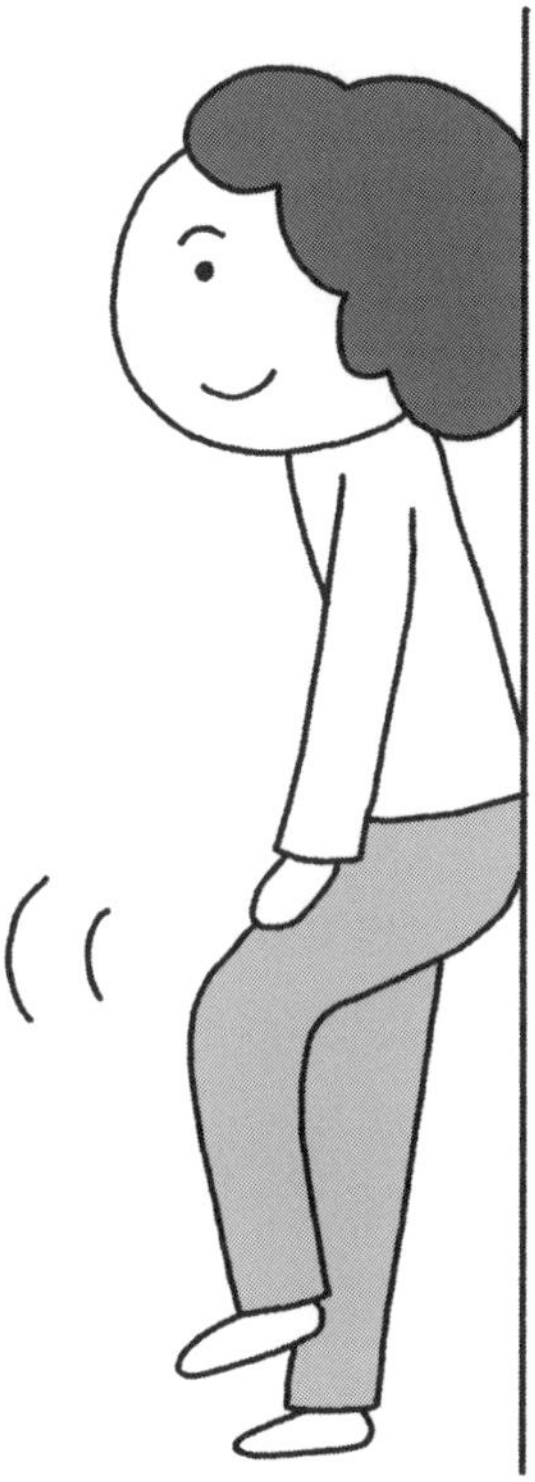

②

①の状態から、右脚、左脚の順番で足踏みをします。背中やおしりの動きを面白がりましょう。

※かべを頼りにしなくても足踏みができるようになったら、かべを離れて足踏みをしてみましょう。ひざとつま先の方向に注意しながら、1セット20回を目標にします。これができたら、コーナースクワットにチャレンジ。まずは3回から始めてください。

オプション⑧かたくなった背中をほぐす

かべしり背骨ほぐし

かべしり背骨ほぐしは、かべに背骨を1個1個押しつけていくことで、かたくなった背中をほぐしていくトレーニングです。繰り返していくと、背中の感覚が研ぎ澄まされてきます。

＼目標／

1セット
5回

①

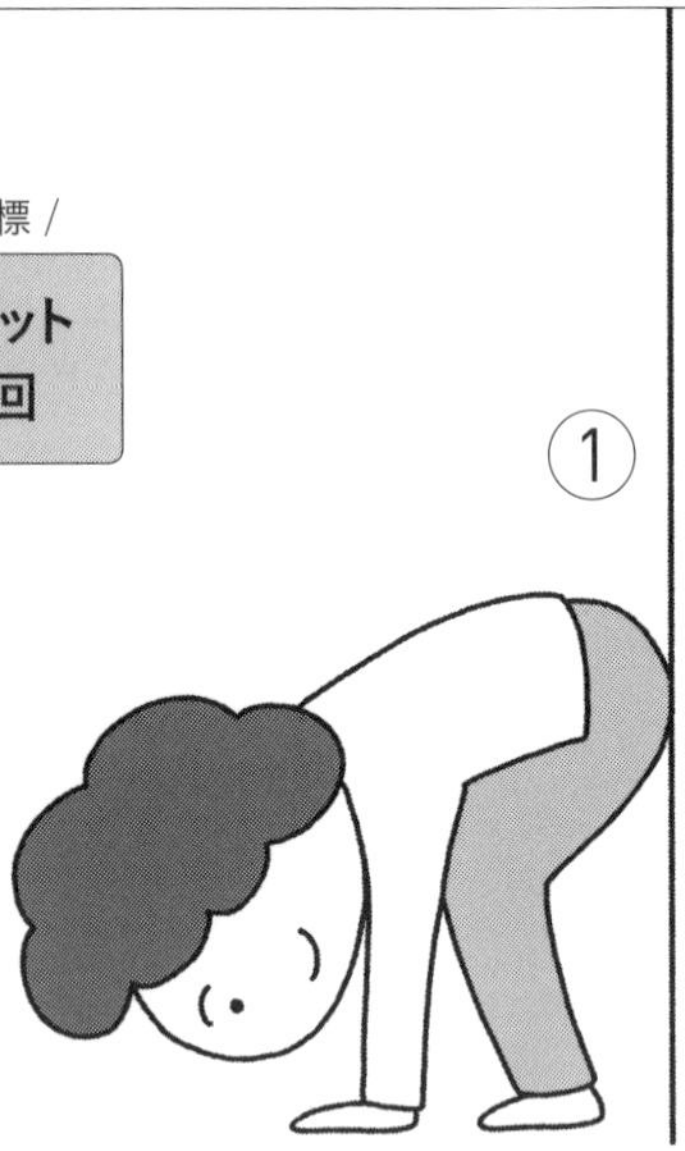

かべを背にし、ひざを軽く曲げて立ちます。おしりは、かべにつけてください。その体を前に倒したところからスタートします。

②

背骨を1個1個、順番にかべに押しつけていくように体を起こしていきます。頭は下げたまま行います。

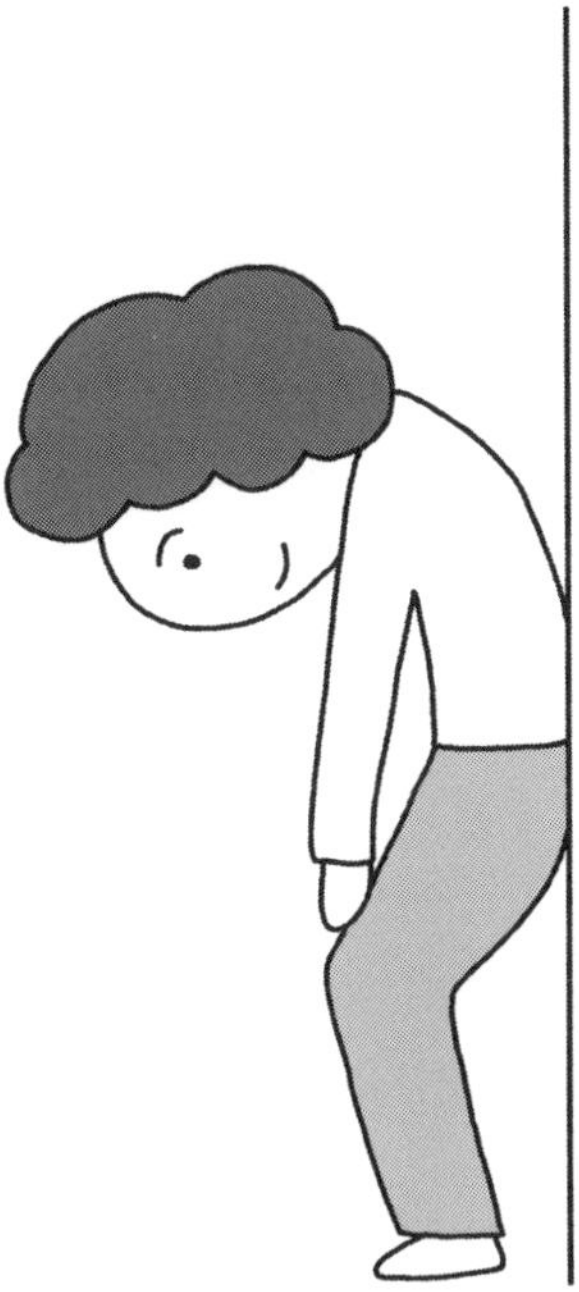

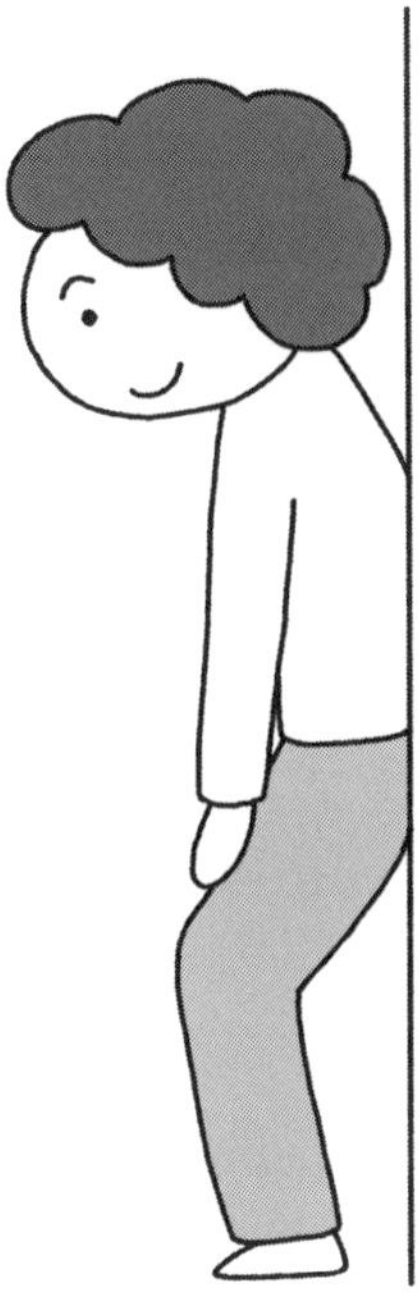

③

すべての背骨がかべについていたら、ゆっくり上半身を倒し①の状態に戻ります。

第3章

長生きストレッチで あなたの体は改善する

たった6カ月で要介護4から要支援1に！

要介護4
入浴や排泄、衣服着脱等、全面的な介護が必要な場合が多い
要支援1
日常生活の基本動作においてはほぼ自分で行うことが可能

彼女はもともと、両膝変形性関節症と変形性脊椎症をわずらっていたのですが、69歳のときに右大腿骨頸部骨折で人工関節に置換し、ほとんどひとりで歩けなくなってしまった状態でした。

つまり、**その時点で要介護4に認定された**というわけです。

それから2年間、「またいつか自分の足で歩けるようになりたい」という一心で、彼

女はとあるリハビリ施設に通っていたそうです。そこの患者さんに私のことを聞き、長生きストレッチに興味を持って71歳のときに診療所に来られました。

初診のときは「これはひどい状態だなあ……」というのが率直な感想。

実際、私が推奨している**スクワットも、本当にゆっくりやっても3回が限界、**というほどでした。

しかし、それから週に1度の診察にきっちり通い、家でも毎日、自分のできる範囲内で一生懸命にトレーニングしてくれました。3回しかできなかったスクワットが次第に5回に、5回が10回にと回数が増えていきました。

それから約半年後、なんと**要介護4が要支援1のレベルに改善されました。その間、彼女は病院のボランティアスタッフに応募しました。少しでも体を動かしておこうと思ったからだそうです。**

この女性の回復は感動的な事例で、病院の広報誌にも大きく掲載されました。

下半身がボロボロだった65歳の女性は2〜3カ月で山登りができるまでに

私と同じ整形外科の先生の話です。

60歳になる女性の先生なのですが、中年になったころから山登りやロッククライミングを始め、趣味にしていた方です。

しかし、**ヘルニアを含めて腰の手術を2回、ひざの手術も1回していました。**「腰からひざを痛めてしまう」という、まさに下半身ボロボロの典型的なパターンです。

整形外科医ですから、知識はあります。私の運動処方に興味を持ってやろうとするのですが、見ると違うフォームです。

スクワットしても太ももの裏に力を入れられません。股関節を上手に使えないのです。それでもなんとか山に行けるようになりました。

その彼女の紹介で、診療所に来るようになった65歳の女性がいました。**初診のときは、ひざを少し前に曲げるのにも力が入らないという状態でした。**さっそく、長生きスクワットをすすめて、リハビリを開始しました。

ひざの劣化を急に改善することはできませんから、太ももの裏側に力を入れることを繰り返し、周りの筋肉を強化していきました。

この人は治るのが早くて、**2〜3カ月でだいぶよくなり山にまた出て行きました。**

それからはしょっちゅう手紙が届きます。「今回は●●●の山に登ってきましたよ」と、写真つきで送ってくれます。

85歳からの長生きストレッチで 90歳のいまでも歩いてゴルフ

私の趣味はゴルフなので、ゴルフをやる高齢者の方やプロゴルファーも診療所に訪れます。最も高齢な患者さんは90歳で、実はその方、私のラウンド仲間でもあります。アクティブなシニア層が多いこの時代ですから、90歳でゴルフをやる人はきっと他にもいることでしょう。ただ、その方の凄いところは**90歳でも歩いてラウンドすることです。これは本当に驚くべきことです。**

長いこと月に2〜3回くらいのペースでコースに出ていたようですが、85歳を過ぎたころからひざが痛くなり急に歩くスピードが遅くなった、ということで私のところに来ました。

「若い者には負けない！」と気持ちだけで歩いていたそうなのですが、さすがに厳しくなったというわけです。

レントゲンを撮ると、ひざの骨の変形がしっかりあります。高齢ですが、まずはスクワットを開始して、そして正しい歩き方を教え、痛みは軽減されていきました。

歩くスピードを速くするために「3歩目大また歩き」（184ページ参照）**を教えました。**今でも歩いてラウンドできる状態を維持しています。

「先生に歩き方を教えてもらってよかったよ！」と、今でも元気に一緒にゴルフをしています。

変形性股関節症からの華麗なる復活！

ある意味、職業病というべきケースを紹介します。今から5年くらい前に診療所に来た患者さんですが、職業はバレエの先生で当時60歳でした。

バレリーナとして長年にわたり激しく体を酷使したことと、大腿骨骨頭がつぶれてしまう病気で、診断は変形性股関節症でした。

来たときは、とにかく「痛い、痛い」という感じで、とてもバレエを自由に教えるような状態ではありませんでした。

私の推奨する長生きスクワットは足を90度広げますが、バレリーナの場合は、もっと開きます。プリエといいます。ここに無理が生まれます。

プリエでは股関節の限界以上に広げようとするため、足とひざがそろわず無理がかかってしまうわけです。

「プリエではなくスクワットをやろう」と、まず、かべを利用したスクワットを教えました。

つぶれてしまった骨頭ですから完治することはないのですが、今では体の理解が深くなり、痛みと上手に付き合えるようになりました。**この経験を活かして、バレエの指導にも活かしている**といっています。

重度の坐骨神経痛がたった2カ月で完治

60歳を過ぎた女性ピアニストの症例で、これもひとつの職業病といってよいでしょう。

ある年の7月、大切なコンサートを控えていたので練習過多になり、腰痛が発生したそうです。**長期にわたり、座った状態で長時間ピアノを弾き続けてきた**うえに、急な追い込みをかけたことが腰痛の原因だったと推測されます。

同年11月には右下肢痛が現れ、**病院に行ったら坐骨神経痛の診断が下ったそうです。**腰痛・下肢痛は最悪の状態で、治療をしたにもかかわらず回復せず、翌年の3月にはMRIの結果、脊柱管狭窄症の診断を受けます。

そのころには既に、座ってピアノを弾ける状態でなくなり、困り果てて6月に私のところに来ました。

5分歩くのもやっとという感じでしたので、かなり重症なケースです。

相当な痛みでしたが、この場合も痛くない足ふりワイパー体操と長生きスクワットを中心にトレーニングを続けた結果、2カ月くらいでほぼ完治しました。

今では座ることも苦にならず、生き生きとした姿でピアノを弾かれています。

いくつかの事例を紹介してきましたが、**共通しているのは「治す！　そのために動かす」という思いがあることです。**

その思いがあると脱ロコモは可能なのです。

長生きストレッチを続けると基礎代謝もアップする

「基礎代謝」という言葉があります。人が生命活動を維持するために自動的に必要とされるエネルギーのことを指します。

たとえば、心臓が動いたり、代謝するため肝臓が働いたりという活動に使われるエネルギーです。

基礎代謝は、人の体の消費エネルギーのなかでも消費が大きく、1日の消費エネルギーの約70％を占めています。その基礎代謝の生じる熱量の3分の1は、骨格筋などの筋肉が産生しています。

つまり、長生きストレッチで筋肉を鍛えて筋肉量を増やせば、基礎代謝もアップすることにつながるのです。

筋肉量が増えると、基礎代謝が増加します。

車でいうと、アイドリングが十分に行われ動きやすくなる状態です。筋肉が増加しているかどうかの判断材料のひとつは、体温の上昇です。**1度程度、体温が上がれば基礎代謝も12～13％もアップする**というデータもあるくらいです。

逆に筋肉をつけずに脂肪ばかり増えると、基礎代謝が下がり、余ったエネルギーは脂肪として体に貯蔵されていきます。要するにメタボの可能性が高くなるということです。十分に注意して筋肉量を上げていきたいところです。

ふくらはぎが元気になって足のむくみがとれる

血液を全身に送り出して循環させる臓器は、みなさんご存じのとおり心臓です。

しかし、心臓の機能だけでは体の隅々に血液を送り届けるのは不十分です。**「脚は第2の心臓」といわれ、なかでも太ももやふくらはぎの筋肉はとても重要な役割を担っています。**

運動をすると、心臓の動きと同じように脚の筋肉が収縮と弛緩を繰り返します。すると筋肉が静脈を圧迫し、血液を心臓に送り出す圧力を生み出します。

心臓から送られてきた血液を再び心臓に戻すという循環を活発にするためには、下半身の筋肉が必要というわけです。そしてその循環を活発にするためには、筋肉量があればあるほどよいという結論にいたります。

立ち仕事をしていて、脚のむくみが取れないという悩みを抱えている人は多いかと思います。まさにその**むくみは、血液が滞っている状態になるから起こる現象で、体が運動を必要としているサインなのです。**

血液は人間の細胞に栄養素を運び、老廃物を回収する役割も持ち合わせています。この循環がうまくいかないということは、体中の臓器に悪影響を及ぼし病気の要因をつくることになります。

血液の循環・浄化をしていくためには運動が必要で、なかでも下半身（脚）の筋肉を鍛えることが効果的であるのです。

女性の難敵「骨粗しょう症」も長生きストレッチが解消する

自覚症状のない未受診患者を含めると、国内に1100万人以上いるともいわれる骨粗しょう症患者。8割が女性で、高齢になるほど発症のリスクは高まります。**病気が進んだら薬物治療も行いますが、その段階になってからでは改善の見込みは低くなります。**

だからこそ、予防策が必要です。

主な予防には、「カルシウムの摂取」「日光浴」「運動」が挙げられますが、なかでも運動から期待できる効果は抜群です。目的は骨を強くすることです。

だからといって、激しい運動をする必要などまったくありません。

私がおすすめする**長生きストレッチ、それから、1日30分くらいでよいのでよい姿勢で歩くこと。この二つを実践していれば、かなりの確率で骨粗しょう症を予防することができるはずです。**

とくにスクワットのような、立って筋肉を使う運動は骨量を増やすのに有効な働きをします。骨は外から加えられた力に反応して強くなるという性質を持っているので、激しくする必要はありませんが、筋肉を鍛えるようなトレーニングを増やしていくこと、そして定期的に運動をすることが求められます。

ジムでトレーニングするのもいいですが、お金をかけずに自宅で毎日トレーニングを続けて予防に努めてください。

下半身の筋肉量が増えれば、脳卒中の発症リスクが低下する

脳卒中は高齢者に多く発症する病気で、若い人が発症することは非常に少ない病気です。そこにも下半身の筋肉量が大きく関係しています。

アメリカのハーバード大学の研究でも、ウォーキング、サイクリングといった下半身を鍛える**運動習慣のある人は、運動習慣のない人に比べて明らかに脳卒中を発症する割合が低かったそうです。**

そして、その運動時間が長いほど発症率も低くなり、運動量と比例した結果になりました。

運動をしないまま年を重ねると、下半身がどんどん痩せていき筋肉も失われていきます。

人間の筋肉の70％は下半身にあります。その筋肉が減少すると、下半身にあるべき血液の居場所がなくなり、上半身に移動します。血液が上半身に集中していくと、**上半身の血液循環が悪くなり心臓や脳といった上半身にある臓器の病気が増えていくことにつながっていきます。**

下半身（脚）の筋肉強化をきちんとすることで、血液の好循環を維持し、脳卒中をはじめとした重大な病気の予防につながります。

長生きストレッチは、下半身の強化を重要視したものが中心です。ぜひ参考にして日々の生活に取り入れてください。

高血圧も、脂質異常症も糖尿病も怖くない

長生きストレッチで活発に動ける体をつくり、ウォーキングや軽い筋力トレーニング（たとえば、スクワット30回など）を始めると、**高血圧や脂質異常症、糖尿病などの生活習慣病を予防することにもつながります。**

たとえば、高血圧では減塩を指導されますが、塩分と水分は体内で一緒に動く性質があるため、体内の水分を排出すると塩分も一緒に出ていくことになります。

郵便はがき

105-0003

（受取人）
東京都港区西新橋2-23-1
3東洋海事ビル
（株）アスコム

長生き足腰のつくり方

読者　係

切手を
お貼りください

本書をお買いあげ頂き、誠にありがとうございました。お手数ですが、今後の出版の参考のため各項目にご記入のうえ、弊社までご返送ください。

お名前	男・女	才
ご住所　〒		
Tel	E-mail	
この本の満足度は何％ですか？		％
今後、著者や新刊に関する情報、新企画へのアンケート、セミナーのご案内などを郵送またはｅメールにて送付させていただいてもよろしいでしょうか？ □はい　□いいえ		

返送いただいた方の中から**抽選で３名**の方に
図書カード3000円分をプレゼントさせていただきます。

当選の発表はプレゼント商品の発送をもって代えさせていただきます。
※ご記入いただいた個人情報はプレゼントの発送以外に利用することはありません。
※本書へのご意見・ご感想およびその要旨に関しては、本書の広告などに文面を掲載させていただく場合がございます。

●本書へのご意見・ご感想をお聞かせください。

ご協力ありがとうございました。

運動して体温が上がると発汗や排尿などの作用が促進されるので、運動できる体をつくることは、高血圧予防に効果があると考えられます。

脂質異常症に関しても、水分排泄能力が高まると、体温が上がって代謝力が高まる効果が期待できます。

糖尿病は、インスリンが少なくなったり、効かなくなることで体内に血糖（ブドウ糖）が増えてしまうことが問題ですが、**下半身の筋肉が増えてブドウ糖を消費する場所が増えると血糖値が下がる**ことになります。

下半身が衰えると内臓が衰えるといわれますが、逆に下半身を鍛えると、内臓の機能が強化されます。

それだけ生活習慣病のリスクを軽減できるということです。

脱ロコモが、ボケない脳への近道

運動は、ロコモやメタボ予防に大きな役割を果たしてくれます。

食生活を含めた生活習慣のなかでも、**運動はロコモとメタボ、この二つの敵からあなたの体を守ってくれる最大の味方**といっても過言ではありません。ここで、**運動は「脳の活性化」にもつながる**こともお伝えしたいと思います。

脳科学の分野でもさまざまな実験が行われて実証されてきたように、適度な運動習慣は脳を活性化させ、脳自体を大きくさせることがわかっています。

脳の老化のスピードは人それぞれですが、一般的には30歳を境に脳細胞が徐々に失われていくとされています。

脳細胞が少なくなれば、物覚えも悪くなりますし、記憶力も低下します。しかし、その低下した**脳活動は年齢に関係なく再活性化させることが可能なのです。**

脳が大きくなるということは、神経細胞が増え情報伝達経路が強化されます。そうなると情報を早く伝達できるようになりますから、頭の回転がよくなることになります。

これは若い人も高齢の人も差こそありますが、同様の実験結果があります。

90歳を過ぎても筋肉量は増加するといいますので、みなさんも遅くはありません。できることから、少しずつのトレーニングを行って脳を活性化させましょう。

長生きストレッチで見た目から若くなる

長生きストレッチで動ける体をつくる効果は、ここまで紹介してきたことだけではありません。

たとえば、顔の筋肉は30種類以上の筋肉が相互に作用して複雑な表情をつくるといわれていますが、積極的に外に出て、いろいろな人たちと接して会話することで顔の筋肉がほぐれると、**シワやたるみを防ぐことができます。**

運動して体温を高め、免疫機能を正常に戻すことができると、**風邪など感染症予防**

につながります。

腹筋を中心とした下半身が強化されると、**高齢の方に多い尿トラブルや精力減退を改善できるといわれています。**

年をとると呼吸が浅くなるといわれていますが、その原因となる肺活量の低下も筋肉を鍛えることで防ぐことができます。

このように、**動ける体をつくることは、老化とともに現れてくる体全体の問題の予防や改善につながります。**いかにロコモにならないことが健康で長生きするために大切なことが理解していただけたでしょうか。

いつまでも若い体を維持するために、みなさんも長生きスクワットを始めましょう。若いころと同じように動けるとは限りませんが、少なくとも動ける体を維持することは、人生を楽しく豊かにしてくれるものです。

第4章

長生きしたければ変わりなさい

「変形性ひざ関節症」と診断されたら、ロコモを疑いなさい

病院へ行って、医師から変形性○○と診断されたら、今からでも遅くはないので、治療を受けつつ、自分の体のことを自分で考えましょう。そのままだと、本当に「寝たきり」という最悪の事態を招くことになります。

しかし、ここが「ロコモ」の怖いところでもあります。医師から病気だと診断されているにもかかわらず、**本人にあまり自覚症状がないと、放置してしまう人が多い**のです。原因を年のせいだけにするのではなく、運動をはじめとする生活習慣を考え直

し、改善していく必要があります。また、それは案外簡単にできるのです。

厚生労働省によると、**変形性ひざ関節症の人は約3000万人**と推定されています。そのうち**自覚症状を訴える人は約1000万人**と推定されています。レントゲン撮影で異常があると判断されたにもかかわらず、自覚症状がなかった人が約2000万人もいたということです。

正確にいうと、多少の痛みやしびれなどの違和感はあったけれども、「年だから、ひざが痛いのは仕方がない」「同年代の仲間はみんな痛いといっているから、そういう年齢なんだろう」という理由で片づけてしまった人が多かったということです。

これは非常に危険な自己判断です。

激痛を覚えるようになったら、かなり進行しています。その時点では、運動器全体の機能が低下し、立つ、歩く、座るといった生活の基本動作が危うくなってきています。そうなると、運動器不安定症と診断されて、やがては介護が必要になり、さらに悪化すると寝たきりになってしまう可能性があります。

変形性〇〇とは、しっかりした病名が付いていることからわかるように、保険が適用される病気です。病気なので、保険を使って治療しなさいということでもあります。**変形性〇〇と診断された時点で、ロコモが悪化したと捉えるようにしましょう。**仮に予備群だと思っていたとしても、自覚症状に関係なく治療を始め、あわせて長生きストレッチを始めましょう。

運動器不安定症診断の対象となる主な運動器障害

①変形性ひざ関節症

クッションの役割を果たすひざの軟骨や半月板は、機能が低下すると、すり減って変形したり、断裂する症状です。初期段階では歩き始めに痛んだり、その場にしゃがむ姿勢がつらくなります。悪化するとひざを動かすだけでも激痛が走ります。

②腰部脊柱管狭窄症

腰の関節、腰椎の内部にある管状のスペース（脊柱管）が狭くなり（狭窄）、その中にある神経が圧迫されることで、腰痛や脚のしびれを引き起こします。

③骨粗しょう症

骨が老化することで強度が極端に落ちる症状。骨に小さな穴があいてスカスカになった状態で背骨が曲がったり、痛みを感じたり、骨折もしやすくなります。

④大腿骨頸部骨折

太ももの骨が脚の付け根の部分で骨折すること。高齢者や骨粗しょう症などで骨がもろくなっている人が転倒して起こす可能性が高くなります。

60代の90%はキケン！40代からロコモの兆候は表れる

忍び寄るロコモですが、まったく**自覚症状がないかというと、そんなことはありません。**

「腰が痛い」「ひざが痛い」がロコモのシグナルと話したように、運動器の能力が低下すると、どこかに兆候が表れます。

たとえば、今まできついと感じることがなかった階段がきつく感じるようになる、平坦な場所でバランスを崩すことが何度かある、歩いて10分くらいの距離がおっくうで車を使うなど、毎日の生活の中でも筋力やバランス力の衰えに気づく瞬間があります。

もっとわかりやすいのは、変形性ひざ関節症や腰部脊柱管狭窄症、骨粗しょう症などの症状が表れてきたときです。

変形性ひざ関節症なら、歩き始めるときや、しゃがみ込むときにひざに痛みを感じるようになります。腰部脊柱管狭窄症なら、長時間歩くと、腰の痛みや脚のしびれを感じるようになります。骨粗しょう症なら、健康診断の骨密度の検査で危険信号が表れていると思います。

「あれ?」と思ったらロコモを疑うようにしましょう。

痛みの程度ではなく、「あれ?」と気づいたことが大切です。すぐに長生きストレッチを始めると、悪化する前に健康な体を取り戻すことができます。

痛いのは年齢のせいではなく、痛くなることをしているから痛い

私の専門はスポーツ医学です。そんな私がロコモ対策を患者さんに指導しているのは、スポーツ選手のスポーツ障害と一般の方々の運動器障害は、基本的には同じものだからです。

トレーニングでスポーツ選手が障害にいたるのは、トレーニングの原則に反する練習をしたり、体の構造に合わない動きしていることが原因です。

これは、一般の方が間違った体の使い方を続けることで運動器に障害が起きるのと

同じように考えられます。

私のところには若くて元気のいいスポーツ選手も来院しますが、高齢者も来院します。どちらも腰やひざが痛いといって相談に来ます。

高齢者の方の痛みは年をとっているから痛いのではありません。若いスポーツ選手と同じように痛くなることをしたから痛いのです。つまり、どちらも**上手に体を使えないから痛くなっている**ことが多いのです。ということは対処法も同じになります。まずは、体を上手に使えるようにすることです。

これが長生きストレッチを考え始めたきっかけです。

人間の体は、若者だろうと高齢者だろうと痛むところは共通しています。体の構造は同じですから当たり前です。私がおすすめする長生きストレッチは、スポーツ選手で実践してきたスポーツ障害対策がベースになっています。

間違った歩き方をしているから、ひざが壊れる

私たちの体の動きはたくさんの関節が参加して行われます。バランスよく動かせばケガや障害を避けられますが、1カ所に集中すると、その箇所は疲れてきます。疲れてもがんばると、やがて壊れてしまいます。

スポーツ選手のランニング障害の最たる要因は、走り過ぎ、要するに使い過ぎです。疲れているのに無理して使い続けたことによって起きた結果です。

普通の人たちの歩行障害も同じ原理と考えられます。スポーツ選手が若くても痛くなるのは、関節にかかる負荷と時間が、普通の人たちの歩くという動作よりはるかに大きいからです。

1カ所に負荷が集中してしまうのは、**ランニングでも歩行でも、無理がかかるフォームによって、本来かかるはずのないところに負荷がかかっているからです。その状態が長く続けば、やはり壊れます。**

ロコモの症状のひとつに変形性ひざ関節症がありますが、これは若いころから間違った歩き方を続けてきたことが原因と考えられます。

間違ったまま続けられるのは、人間の体に適応能力があるからです。それに痛みがあっても、休むと痛みがなくなるからです。これは、スポーツ選手がマッサージや鍼灸で痛みが消えると、練習を再開するのと同じです。もちろん、それだけではやがて痛みは再発するものです。

「正しい体の使い方」を知っている人は、痛み知らず

たとえば、歩いたり、疲労を感じたりすると脚が痛くなる。その状態を、年をとったから体にガタがきている、あるいは病気だから仕方がないと考える人がいます。

その考え方は正しくありません。たしかにロコモは加齢と深い関係があります。年齢を重ねるとロコモの危険性は高まります。しかし、**同じように年齢を重ねても痛み知らずで日々を過ごしている人はいます。**違いは二つのことから考えられます。

ひとつは、正しく体を使っていること。もうひとつは、そのために体の仕組みを理解していることです。この知識がなく、普段から間違った体の使い方をしていればロコモになると考えられます。

立ち方、歩き方が悪いと、ひざや腰に負担がかかります。その状態を長年続けると、足腰が痛み始めます。そしてロコモに、というのは当然の流れなのです。

そんな悪い流れを断ち切るには、体を上手に使うための心構えとして三つのAを意識することです。

Ａｎａｔｏｍｙ（アナトミー／解剖学）、Ａｌｉｇｎｍｅｎｔ（アライメント／姿勢や構え）、Ａｗａｒｅｎｅｓｓ（アウェアネス／気づくこと）。

つまり、**体の構造を知って、体を上手に使うための姿勢や構えを身に付け、違いに気づく感覚をもつことが大切**なのです。

X脚の女性は、40代からロコモ要注意！

メタボはどちらかというと、男性のイメージがあります。実際、厚生労働省の調査によると、40〜74歳までの男女を比較すると、男性は2人に1人、女性は5人に1人がメタボ、もしくは予備群といわれています。

診断基準の違いがあるので、メタボは男性が注意すべきことと断定するのは危険ですが、男性のイメージが強いのがメタボです。

一方、**ロコモは女性のほうがリスクが高くなります。**

ロコモの要因は、加齢による運動器の老化・劣化と生活習慣からくる筋力やバランス力の衰え、さらに間違った体の使い方などです。女性の場合は、男性に比べ筋量が少ないことに加え、脂肪が多いので、体を支えきれずに疲れやすいといえます。

ここに骨粗しょう症の問題が加わります。骨粗しょう症の患者の8割は女性で、更年期以降の女性特有の病気といわれています。まさに、ロコモのリスクが高まる年齢と重なります。

また、**女性に多いX脚もロコモになる要因を含んでいます。**

というのは、X脚はひざが内側に入ることで正常なひざ関節よりひざに負担をかけることになるからです。年齢を重ねれば、いつかひざが悲鳴を上げる可能性があるということです。

X脚の女性は、他の人以上にロコモ対策を考える必要があります。

二足歩行の人間だから誰にでもロコモのリスクがある

「人」は、人間が脚を広げて立っている姿からつくられた文字です。そういう意味では健康な人間のあるべき姿は立っている状態といえます。

しかし、**この姿こそが足腰の痛み、つまりロコモになる大きな要因なのです。**

人間の体の柱といえるのが背骨です。

立っているときの背骨は、地面に対して垂直になります。そのため、重力が縦方向にかかり、背骨と背骨の間にある椎間板に体重という負荷がかかってきます。体の使い方が悪い場合は、椎間板が壊れて出っ張ったり、神経を圧迫して下肢がしびれたり、痛みを感じるようになってきます。

また、人間は骨盤から下の部分である下肢が真っすぐ伸びていて、足が直角についています。その足の裏だけで全身を支えていますが、ひざが屈伸することで負担を和らげてくれています。

ここでも体の使い方が悪いとひざに過剰な負担をかけて、変形したり、痛みを伴う要因になってきます。

つまり、間違った体の使い方をしていると、**誰でもロコモになる可能性があるというわけです**。それでも最後まで自分の足で立って生活したいというのが誰もが願うことでしょう。

だからこそ、自分の体を上手に使う知恵と工夫が必要なのです。

ロコモになりたくないなら見栄を張ってがんばらない

年齢によって生活スタイルを変える。これもロコモ予防のノウハウです。がんばれば今でも若いころと同じように動けると勘違いしている人がいますが、**現状の体力を知るべきです。ほどほどに手を抜きながら、ほどほどにがんばる。これが年齢を重ねた人の運動のルールです。**

たとえばテニスをする場合は、4、5年ごとにボールを取る範囲を小さくします。

今までは取れたボールでも、あえて追いかけないようにします。シングルスをダブルスに変更するのもいいでしょう。休憩を挟みながら、無理のない時間内で潔く終わることも必要です。

いつまでも若いころのようなパフォーマンスは発揮できないと自覚しましょう。ある程度がんばる必要はありますが、無理をしてはいけないということです。

若いふりをしていませんか？

他の人がやるからといってやっていませんか？

無理だと思ったら手を出さない。**見栄を張って体に無理させると、ロコモの症状を悪化させることになります。**といっても、無理だと思わないでやってしまうことが多いので、見栄を張っていないか、自分に聞いてみましょう。

無理かどうかはわからなくても、見栄はわかると思います。

整形外科医の「様子をみましょう」に安心してはいけない

ロコモを深刻に捉えてもらえない背景には、腰が痛い、ひざが痛いといった患者さんを受け入れる整形外科の対応もあります。

ここで笑えない話をひとつ紹介します。

あるとき、ある年配の患者さんが「股関節が痛い」と病院を訪れました。レントゲンを撮ってみると手術するほど重症ではありません。医師は、**「様子をみましょう」**と、その患者さんに帰ってもらいました。

数年後、同じ患者さんが激しい痛みで再度病院を訪れました。レントゲンを撮ると背中、腰、ひざまで変形が進んでいます。

「どうして、こんなになるまで放っておいたんですか！」

数年前に体の異常を訴えて来院した患者さんにとっては、納得しにくい話かもしれません。しかし、この手のやりとりは珍しいことではありません。

どうして初期の段階で対処できなかったかというと、治療体系がなかったからです。**ロコモの症状が軽すぎて、治療方法が確立していないからです。自覚症状もなければ、医師も治療方法がわからない。**

静かに進行するロコモのやっかいなところであり、怖いところでもあります。だからこそ、長生きストレッチをおすすめしたいのです。

高血圧、高脂血症、糖尿病……ロコモから始まる病気のドミノ現象

ロコモの初期段階である肩、ひじ、腰、股関節、ひざといった一部の運動器の違和感。しかし、その痛みを取り除いたからといって大丈夫ではないのが、ロコモの怖いところです。

ロコモは全身の問題です。どこかひとつが悪いと次々に問題が広がっていく可能性があるからです。

たとえば、腰が痛い。だから、動かない。動かなければ体重が増えます。腰をかば

うことでひざの負担も増えます。ひざの痛みも同じように、全身に負担をかけます。痛みから動くことに消極的になって、今度は腰に負担がきます。

実は、内臓に影響を及ぼすことも考えられます。**動くことがおっくうになると、消費エネルギーが少なくなり、基礎代謝も低下し、内臓脂肪がたまりやすい体になります。要するにメタボにつながるということです。メタボになると、高血圧や高脂血症、糖尿病など生活習慣病を発症するリスクが高まります。**

ロコモが原因となり、やがて寝たきりになることもありますが、内臓疾患が原因で寝たきりになることも考えられます。また、場合によっては、認知症の危険性も高まると考えられます。

まさに病気のドミノ現象です。

ロコモになることは、運動器が悪くなるだけでなく、多くの病気の引き金になる可能性があるということです。

ロコモが原因でメタボになる、メタボが原因でもロコモになる

現在、厚生労働省が最重要課題としてさまざまな取り組みを行っているメタボとロコモ対策。このメタボとロコモ、実は互いに深く関係しているということをご存じでしょうか？

たとえば、ひざや腰が痛いというロコモの症状が原因で、あまり動かなくなり肥満（メタボ）になったという話はよく耳にします。

一方で、肥満の人が体重を落とすために、ひたすら歩いたり走ったりしてひざを痛めてロコモになってしまった、ということもあります（メタボの人は体重を支えるために変形性ひざ関節症の発症率がそうでない人に比べて2倍というデータもある）。

一見、無関係なようなメタボとロコモは、表裏一体のところにあるのです。

私の専門分野はスポーツ整形外科で、一般の人についてはロコモ予防・改善が対象になり、どうすれば痛みを発症させずに運動を続けることができるかを指導しています。

まず、きちんとした立ち方を身に付け、歩き方を習得し、運動する前には、推奨するスクワットを取り入れる。

そして自分の能力の限界を知ること。

それを守れば、ロコモを防ぎながら、メタボになる可能性も軽減することができるはずです。

筋肉が衰えると内臓も衰える

ロコモの語源となった「ロコモーション」とは、日本語だと「移動」という意味になります。つまり、私たちは動物として動きまわり日常活動を行っています。

ですからこの考えを日常生活に当てはめると、運動器の状態が健康に大きく関わってきます。運動器がうまく作用しなければ、生活に支障が出るというわけです。

筋肉や骨は神経や血管とも関係しているので、運動器の痛み（ひざや腰が痛いなど）が内臓も含めた全身に影響することは、十二分に考えられます。

筋肉運動は、がん予防や治療にも効果があると研究結果で証明されています。

友人の東洋医学の大家である石原結實《ゆうみ》先生によると、腹筋の弱い人が非常に多くなったということです。

下半身機能の老化を東洋医学では「腎虚」というのですが（下腹部に弾力がなくフニャフニャしている状態を指す）、こういう人たちは糖尿病や腎臓病になりやすいというデータもあるそうです。

動物とは文字どおり、動くことが最大の特徴です。

動くために筋肉があって、内臓がある。

だからこそ、**内臓の衰えは筋肉の衰えも大きく影響することと考え、下半身をトレーニングしていく必要があるのです。**

足腰が衰えると免疫力も低下する

体温が低下するにともなって、人間の免疫力は低下していくということをご存じでしょうか？

石原先生によると、１９５０年ごろの日本人は、一般成人の平均的な体温が36・８度くらいといわれていましたが、現在は多くが35度台で、高くても36度を少し上回るくらいです。つまり、免疫力が低下して、あらゆる病気にかかる可能性が高くなったということを意味します。

ではなぜ、低体温化が進んだのでしょうか？　その答えは、筋肉量の低下が関与しているかもしれません。

体温の40％以上は筋肉が産生しています。交通機関をはじめとして、**便利になり過ぎた世の中において、人は運動量を少なくし体温を下げて病気になることのリスクを高めてきた**、ということです。

便利になることは普段の生活において大いに役立ちますが、便利になり過ぎることもまた問題なのです。

筋肉の約70％は下半身にあるといわれています。その下半身の筋肉は、加齢とともに急激に少なくなる筋肉でもあります。

つまり、**ロコモになって足腰が衰えると、同時に発熱量が下がり、低体温に陥ることになります**。それを防ぐためにも、下半身の強化は欠かせないところです。

超高齢化社会では
ロコモが増える

極端な言い方をすると、平均寿命が60歳だとしたら、ロコモは問題なくなります。というのは、60歳くらいまでなら、加齢とともに運動器が衰えたとしても、自力で生活できなくなるほど悪化することはないと考えられるからです。

肥満体質が少ない日本人は、太った人たちが多いアメリカ人と比べると、変形性ひざ関節症で苦しむ人たちはかなり少ないと思われます。それだけ、**60歳くらいまでなら自力で生活できる人が多い**ということです。

ところが平均寿命が70歳、80歳となってくると状況が変わってきます。

運動器障害によって介護が必要となる人たちが急激に増えてきます。足腰を維持する努力をおろそかにしていると、肥満体質であろうとなかろうと、関節が変形してきたり、筋力が衰えてきたりします。

そういう意味では、**ロコモは医療技術が著しく進化した現代高齢社会から生まれた問題である**ということができます。

医療技術の進化が背景にあるのに、その段階では有効な治療は多くないロコモ。

だからこそ、ロコモであることを自覚し、早めに対策を講じる必要があります。運動器不安定症と診断される前に、自分で自分の体をよくしていきましょう。

弱った足腰に、薬や注射は一時しのぎ

私の外来診療を見た若い医師は、「診察しているように見えない」といいます。

整形外科の一般的な診療は問診、触診を経て、レントゲン検査などの画像データの結果から診断します。その結果によって、あるときは薬を出し、必要な場合は手術をします。

しかし、私の場合は体力、立ち方や歩き方を確認し、さらに普段の生活空間や履いている靴など生活全般の話に耳を傾けます。というのは、運動器に問題が起きている

原因は生活習慣そのものにあると考えるからです。
患者さんの日常生活から原因を見つけ、患者さん自身に改善の努力をしてもらう。これが「脱ロコモ」を実現する第一の条件だと考えています。

患者さんの多くはまず何かで痛みをやわらげてほしいといいます。私も場合によっては、薬や注射をします。

しかし、**薬や注射は一時しのぎです。痛みがなく、自由に動けるようになる一番の近道は体の状態を理解して、正しく体を使う方法を身に付け、弱った足腰を鍛えるトレーニングに取り組むこと**です。

実際に、熱心に取り組んだ人は腰やひざの痛みが消えています。
ロコモは医師だけではなく、患者さんと一緒に完治を目指す病気というわけです。
その二人三脚がロコモにとって最大の良薬といえます。

脱ロコモのヒントは、山暮らしにあり

便利な社会になったことも、実はロコモが増える要因のひとつでもあります。体を動かす機会が減れば、それだけ足腰を鍛える機会が減ります。近所でも車で出かけるのは今や普通の光景です。公共機関にエスカレーターやエレベーターがなければ、サービスの手抜きといわれてしまいます。

本来、高齢者や障害者など必要としている人たちのために設置されるものですが、若くて元気な人たちも喜んで利用しています。

オール電化の家は、居間に座ったまま移動もせずに、タッチパネルやパソコン、スマートフォンの操作だけで、電源のONとOFFが簡単にできます。

昔と今の生活を比べると、日常動作だけでも圧倒的な運動量の差になるのではないでしょうか。


日々のちょっとした心がけで、1日の運動量を増やすことは可能です。

あえて自分の足で移動するルールをつくれば、今より少しは足腰を鍛える機会をつくることができると思います。

そんな難しいことは考えたくないというならば、山で生活してみてはどうでしょうか。**昔から長寿村は山にあるといわれます**が、山ならことあるごとに下ったり上ったりしなければなりません。それだけで十分です。

正しい体の使い方さえ身に付けると、ロコモになる可能性はほとんどないといえます。

ロコモになると老後の生活に大ダメージを与える

総務省の「家計調査」から老後の生活にかかるお金を計算してみると、夫65歳、妻60歳以上の夫婦・無職の場合、月々の支出は、社会保険料や税金も含めて月額26万5000円になります。

一方、収入はというと、ほとんどが年金に頼ることになりますが、22万2000円。この時点ですでに赤字です。不足するお金は預金を切り崩しながらの生活になります。

これは平均的な数字なので、病気で入院、通院するとさらに支出が増えることになります。

70歳以上の医療費の自己負担は2割（現役並みの所得がある人は3割）、1カ月の自己負担額の上限は、5万7600円。赤字の家計にとっては痛い出費ですが、それでも現在は、70歳以上の人は国の医療制度で守られているといえます。

問題はこれからです。**超高齢化社会を迎えたときに、どこまで今の医療制度を維持できるか。**ただでさえ対象者が増えるわけですから、国が負担する医療費は莫大になります。国の財政を圧迫することになるでしょう。

なんとも不安な国に期待するか、それとも病気にならない体をつくるか。

ロコモなら、今すぐに手を打てば予防することができます。少なくとも、ロコモが原因で寝たきりになることは回避できます。まずは、そこから始めてみてはどうでしょうか。

第5章

立ち方、歩き方を変えれば美しく健康になる

ロコモ予備群は、立ち方、歩き方でわかる

せっかく長生きストレッチで健康で長生きできる体を手に入れたとしても、立ち方、歩き方が悪いままだと、ロコモ予備群に逆戻りしてしまいます。そのためにも、今の段階で、立ち方、歩き方をしっかり学んで、身に付けておきましょう。

私は、ひざや腰の痛みの原因のひとつである変形性関節症は、若いころからの立ち方や歩き方のクセが積もり積もって発症したと考えています。というのは、立ち方、

歩き方を指導し、長生きストレッチを実践してもらうだけで、高齢の方でも痛みが軽減され、さっそうと歩けるようになるからです。

上手な体の使い方を身に付けると、それだけで関節への負担が少なくなり、痛みを感じることがなくなるということです。

もともと人間の体は、重力に抗いながらも無理なく立てるように設計されています。関節の中心に体重がかかるようにつくられています。ところが、わざわざねじって、中心からズレるような使い方をしている人が多くいます。

それでもある年齢までは耐えてくれますが、使い過ぎたり、ケガをしたりすると、負担に耐えかねて痛みを感じるようになります。そうなると、なかなか痛みがなくなることがありません。**マッサージや鍼治療によって痛みは軽減されますが、それは一時的に痛みを感じなくなるだけで、痛みの原因を治したことにはなりません。**

腰やひざの痛みの原因から解放される治療法として効果的なのは、立ち方、歩き方を改善することなのです。

ちゃんと立てば痛みはなくなる

人間の基本動作は立つことである

人間のもっとも基本的な動作は立つことです。

毎日、何度となく、当たり前のように「立つ」という動作を繰り返しています。

しかし、本当にちゃんと立てているでしょうか。

生まれてからしばらくすると、誰もが自分の脚で立てるようになります。だからなのか、立つという動作には、何の技術も能力もいらないと思っています。

しかし、立つ動作には、筋肉や骨、関節、神経など、多くの運動器が総動員されています。その運動器にはいろいろな使い方があります。

間違った使い方をしていると、立つだけで体に無理な負担をかけることになります。

みなさんの**腰やひざの痛みは、もしかするとちゃんと立てていないことが原因かもしれません。**

ちゃんと立てているかどうか、自分の立ち姿を一度鏡にうつすか、スマホで撮影してみてください。誰かに頼んで、正面だけでなく、横から、後ろからも撮影してみてください。

客観的に見ると、まっすぐに立てていなかったり、猫背になっていたり、右肩が下がっていたりなど、イメージとは異なる自分に気づくはずです。

いったい**ちゃんと立った姿とはどういうものでしょうか**。

まず、ちゃんと立つと頭が水平に保たれます。あごが上がることもなければ、左右どちらかに傾くこともありません。

それでは自分の頭が水平になった状態を、鏡を使って確認してみましょう。目をつむって、ゆっくり頭を上下させ、水平になったと思った位置で止めてください。次に目をつむったまま、頭を左右に振り、両目が水平に動くか微調整します。目を開けてみると、水平になった頭を確認できます。

次に背中をチェックしてみましょう。

人間の胸椎は構造上、後ろに丸く曲がっています。重力の影響を受けて背中がより丸く、いわゆる猫背になりがちです。

しかし、猫背の状態は、背中だけ伸ばそうとしても治りません。骨盤をやや前傾させ、肩を引き、腕の重さを体の中心から後ろ側に移動します。そして、あごを引いて天井から引っ張られる感じで頭を高くします。

鼻がへその上、両耳が両肩の上に位置しているなら、これで背筋が伸びた状態になっています。

重心の正しい位置を知ると美しく立てる

ちゃんと立っているとき、重心の位置も正しくなります。

正しい重心の位置は、足の人さし指（第2趾）の付け根とかかとを結んだ足の裏の中心線上で、内くるぶし前方の土踏まずの頂点のあたりです。

ひざが、その中心線上から、真っすぐ伸ばしたところにあり、股関節の付け根に垂直につながっているイメージになります。

それでは、自分の重心が足の裏のどのあたりにくるのか体感してみることにしましょう。手順は以下の通りです。

①両脚を肩幅くらいに広げ、リラックスして立ちます。

②体を前後に大きく揺らします。ひざをゆるめ、背骨をやわらかく動かしていくと、頭にも足の裏にも前後に走る一本の線を感じます。徐々に揺れを小さくしながら、前後の中心を探します。

③体を左右に大きく揺らします。徐々に揺れを小さくしながら、左右均等に重心がかかる位置を探します。

④前後と左右の動きを交互に行うと、頭の上に「十」の字をイメージできます。その中心を基点に、頭を回しながら小さな円を描きます。同じ方向にゆっくりグルグル回します。徐々に、その円を大きくしていきます。足の裏にも同じ円ができます。

⑤右回りでも同じように円を描きます。

⑥体の中心を意識しながら、天井から頭を引っ張られるイメージで背筋を伸ばします。次に、上から重石をのせられたようなイメージで小さく縮みます。

⑦伸びもせず縮みもしない状態で力を抜いて立ちます。これが重心のとれた状態です。

①〜⑦で完成した姿勢が、ちゃんと立ったときの姿勢になります。

悪い歩き方のウォーキングでは腰やひざを痛めるだけ

最近は、健康のためにウォーキングやジョギングを始める人たちが増えています。運動に慣れていない人たちがメタボ予防のために運動を始めるときに、第一の候補になるのも、やはりウォーキングやジョギングです。せっかく始めた運動が体にとって逆効果にならないためにも、よい立ち方と歩き方を身に付けましょう。**よい歩き方をすれば、十分なトレーニング効果を得ることができます。**

歩くときに気をつける一つ目のポイントは、**体の左右のバランスをとることです。**どちらかに偏ると、その歪みでひざや腰に負担をかけることになります。荷物を持って歩くときは、左右均等に持つか、リュックに入れて背負うようにすると、左右のバランスが保ちやすくなります。ショルダーバッグのときは、意識して交互の肩にかけるように心がけましょう。いつも同じ肩にかけていると、やはり左右のバランスを崩すことになります。

二つ目のポイントは、**股関節を意識して歩くことです。**

「脚はどこからですか?」という質問をすると、ほとんどの人が股関節の付け根のあたりを指します。しかし、股関節は骨盤からです。そして股関節を曲げる大腰筋は胸椎12番みぞおちの奥から始まります。

脚を前に出すときは、胸のあたりから動かすほうが正しい脚の出し方といえます。背骨と骨盤を意識して太ももからつま先までまっすぐに出します。そうすると、背骨と足の真ん中で股関節が動いています。こんな歩き方のイメージをすすめています。

日本人の約6割は悪い歩き方をしている

よい歩き方をするための三つ目のポイントは、ひざとつま先の方向が同じになるようにすることです。

ひざが内を向いていても、外を向いていても、つま先が同じ方向なら、ひざに負担のかかる歩き方ではありません。逆に、ひざは内を向いているのに、つま先は外を向いているとひざに負担がかかる歩き方になります。

患者さんで、ひざが悪くなっている人のほとんどが、股関節とひざを正しく使う長生きスクワットを教えるとよくなります。ひざに負担のかかる歩き方をしていても、ある程度までは適応してしまいますが、長い年月を経過すると、やがて限界を超えて痛みを感じるようになります。

授業の中で、学生に軽くスクワットをしたときに曲げたひざが足に対してどこを向いているかというデータを取ったことがあります。母趾（足の親指）より内側が14％、母趾が45％、足の中央とされる第2趾（足の人さし指）が34％、第2趾より外側が7％。約6割がよくない方向を向いているという結果になりました。つまり、約6割は悪い歩き方をしている可能性があるということです。

街中で歩いている人を見ると、股関節を使わずに歩いている人がいます。高齢者によく見られますが、背中が動かずにひざ下だけを使って、ちょこちょこと歩いている人もいます。立つこと、歩くことは、人間の動作の基本中の基本。日常生活の動作のかなりの部分を占めています。ここが改善できると、それだけでも腰やひざに余計な負担がかからなくなり、腰やひざの痛みが消えることになります。

悪い歩き方①
ひざに対してつま先が外を向いている

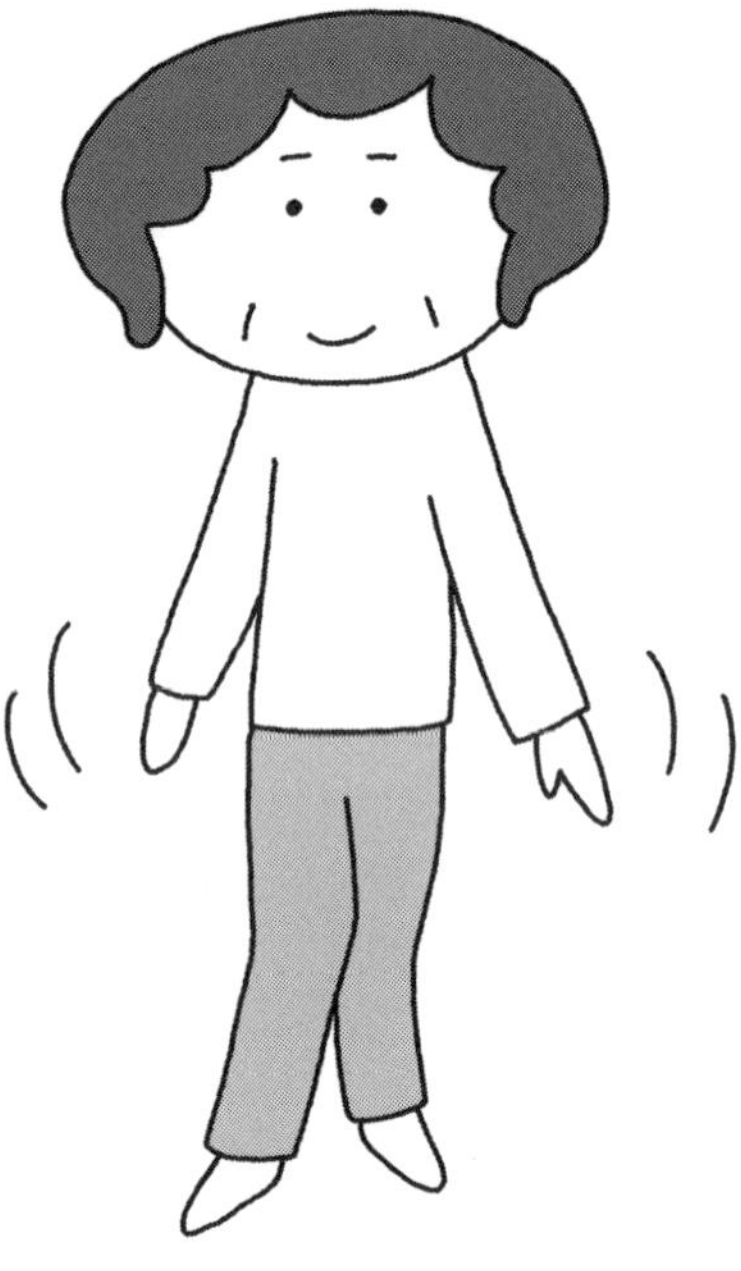

正面から見て判断するときは、ひざとつま先の向きをチェックしましょう。踏み出した脚のひざとつま先が同じ方向なら OK。違う方向なら悪い歩き方です。

悪い歩き方②
ひざから下しか使っていない

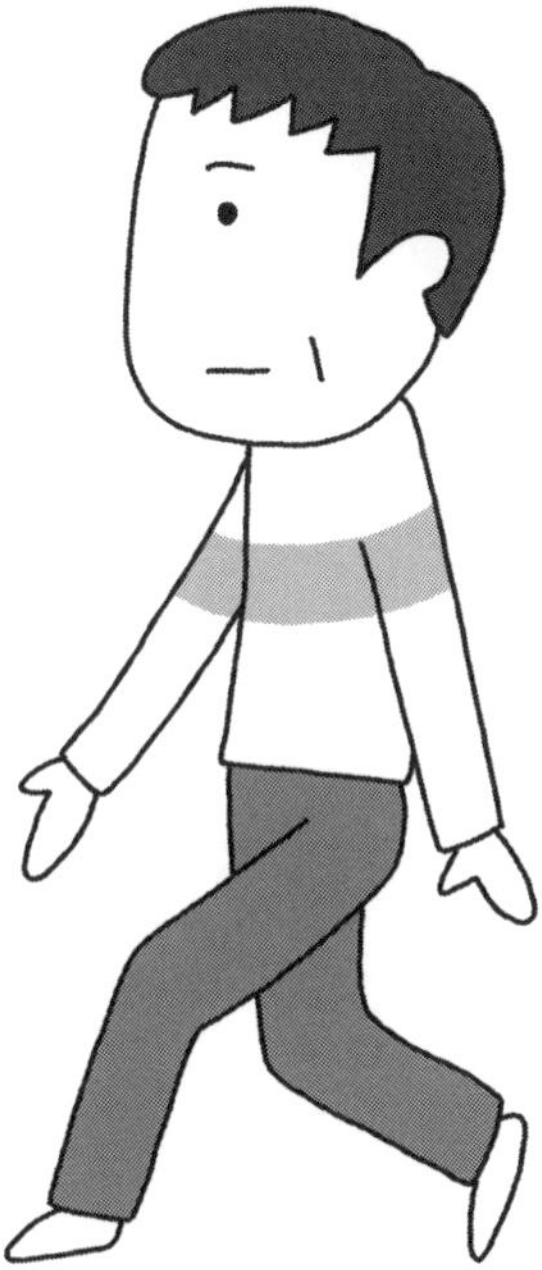

横から見るときは、背中と下半身の連動をチェックしましょう。体全体を使っていればOK。ひざから下だけを使っている人は、悪い歩き方です。

よい歩き方トレーニング①

アラベスク

よい歩き方を身に付けるための最初のトレーニングは、片脚で立つ「アラベスク」。下半身を強化しながら、正しく歩くために必要なバランス力を高めます。アラベスクは、バレリーナのレッスンからつけたものです。

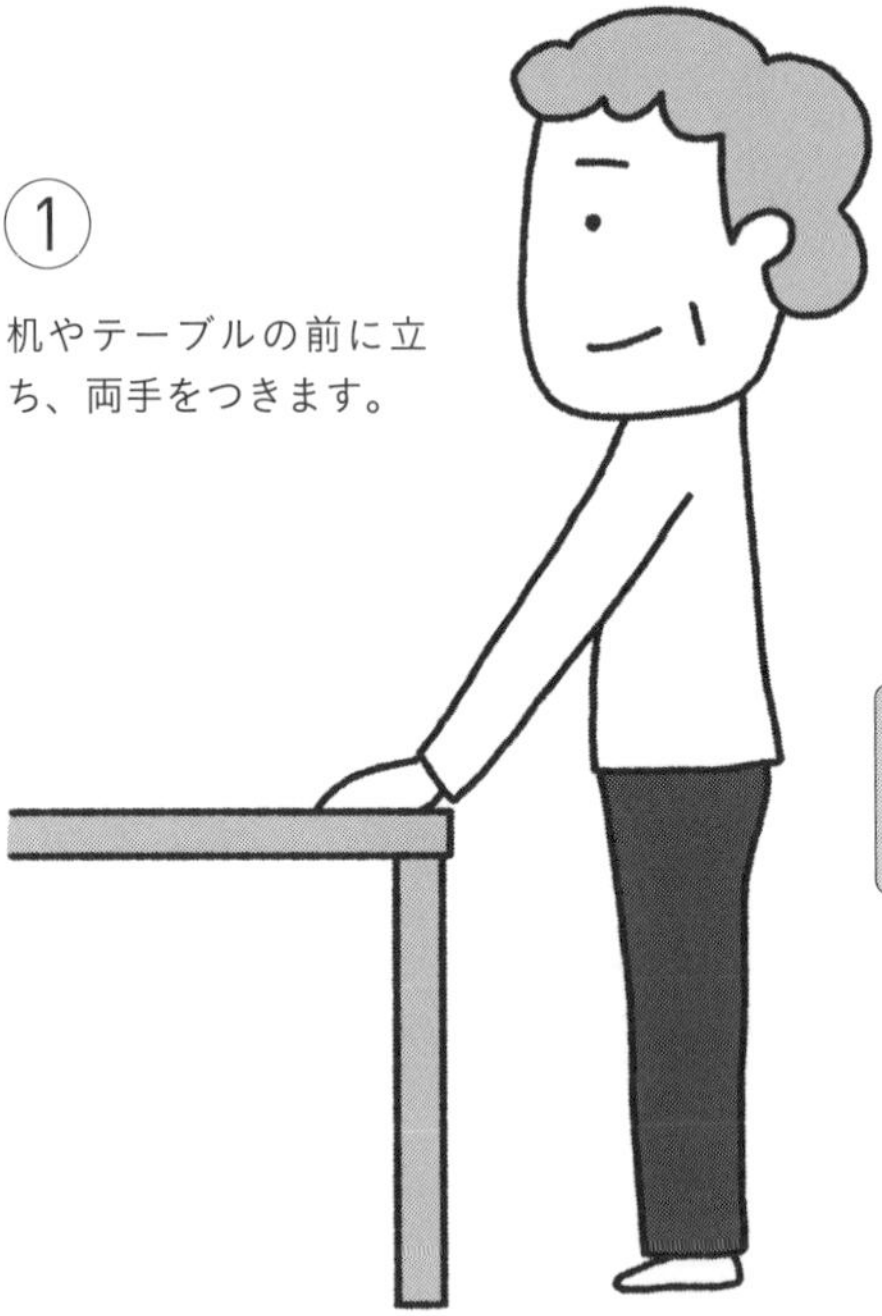

①

机やテーブルの前に立ち、両手をつきます。

＼目標／

1セット 5回

※上げた脚のひざが外側に向かないように注意しましょう。机やテーブルが高くて怖い人は、低いイスを使って重心を下げた状態で行ってください。

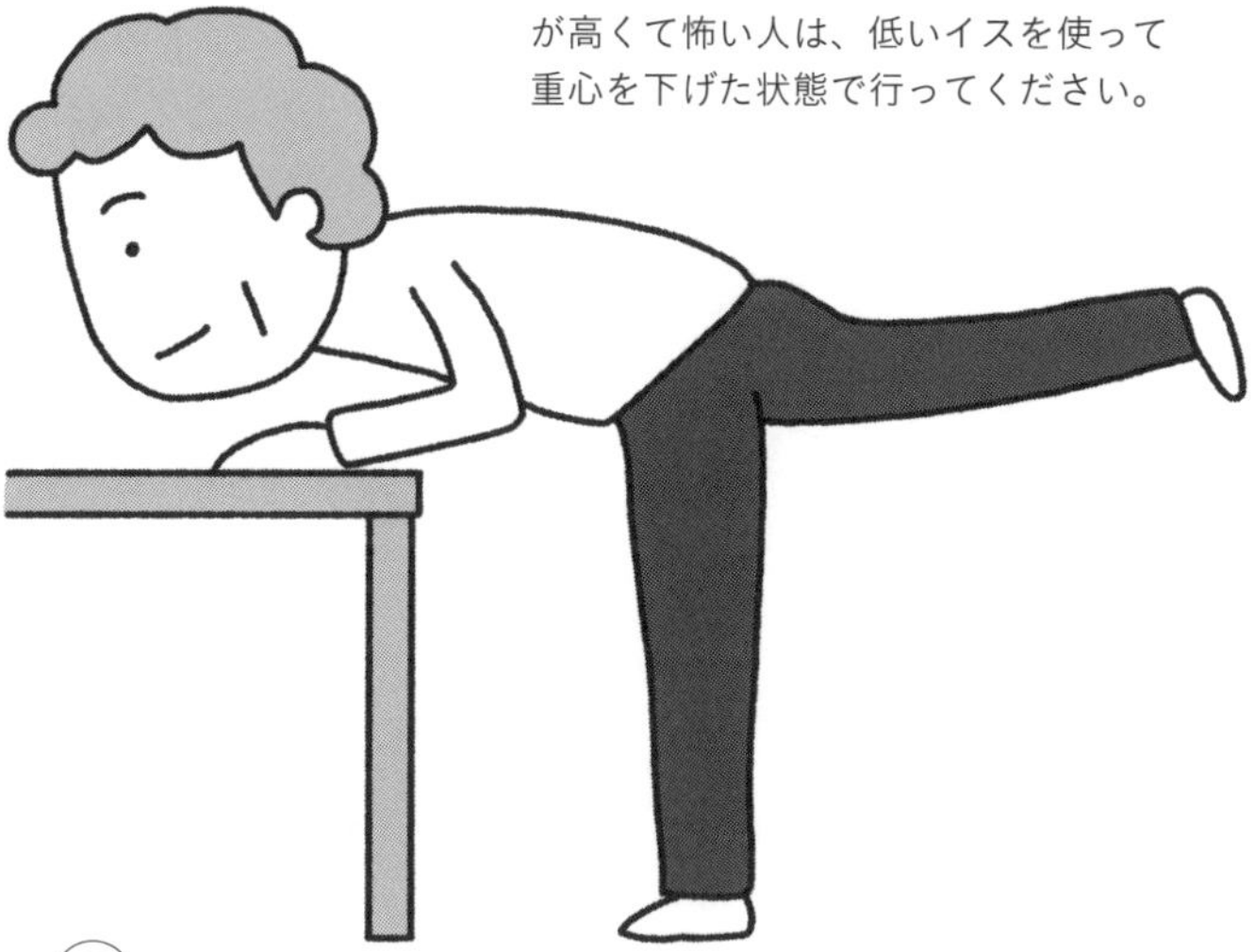

②

①の状態から体を水平になるよう寝かせながら、片脚を後ろに上げます。5秒くらいかけて、背中から脚が水平になるまで上げてください。その状態を5秒間維持したら、ゆっくり脚を下ろします。次にもう片方の脚を同じように行います。

よい歩き方トレーニング②

四股《しこ》

片脚でバランスよく安定して立つためのトレーニングとしておすすめなのが、相撲の四股です。といっても足腰が弱っている人には危険ですから、イスか低い机を使って行う「3点支持四股」という運動を紹介します。

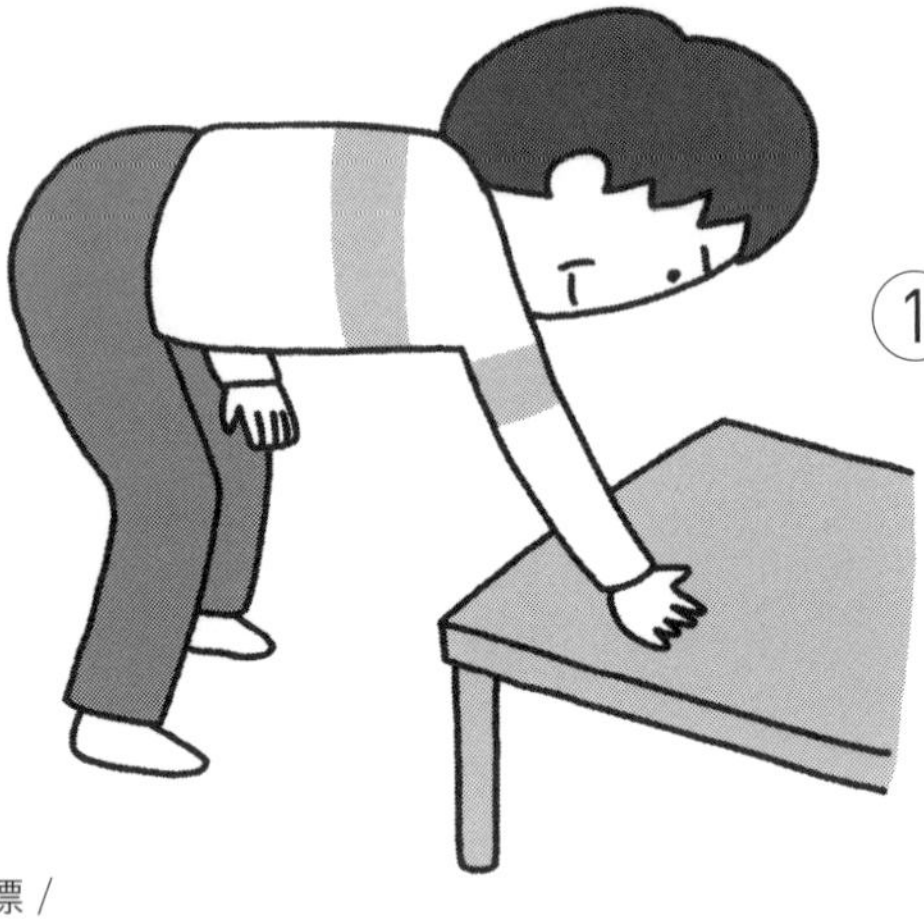

＼目標／

1セット
3回

イスの正面に立ち、右手を座面において、左手は左足のひざにおきます。

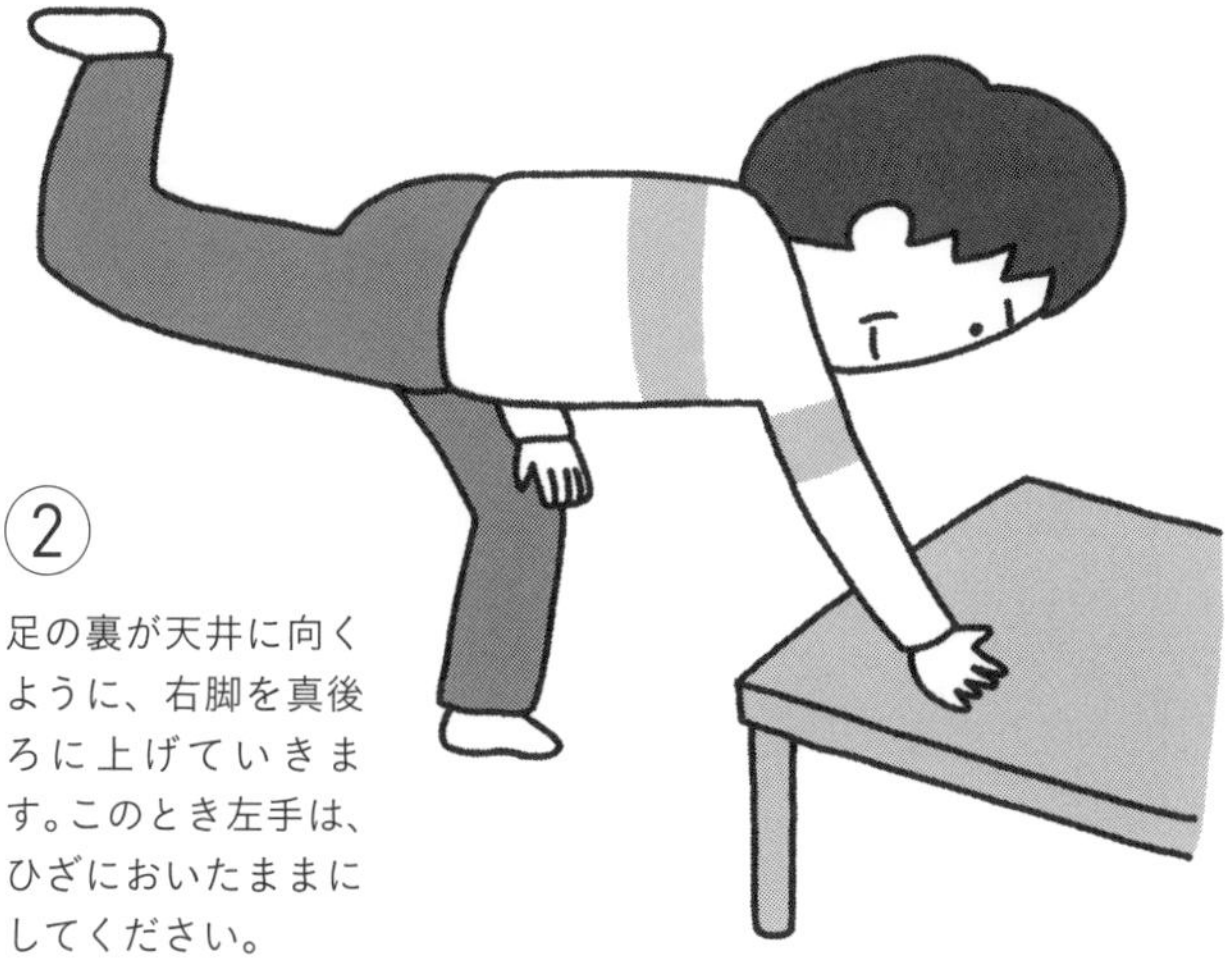

②

足の裏が天井に向くように、右脚を真後ろに上げていきます。このとき左手は、ひざにおいたままにしてください。

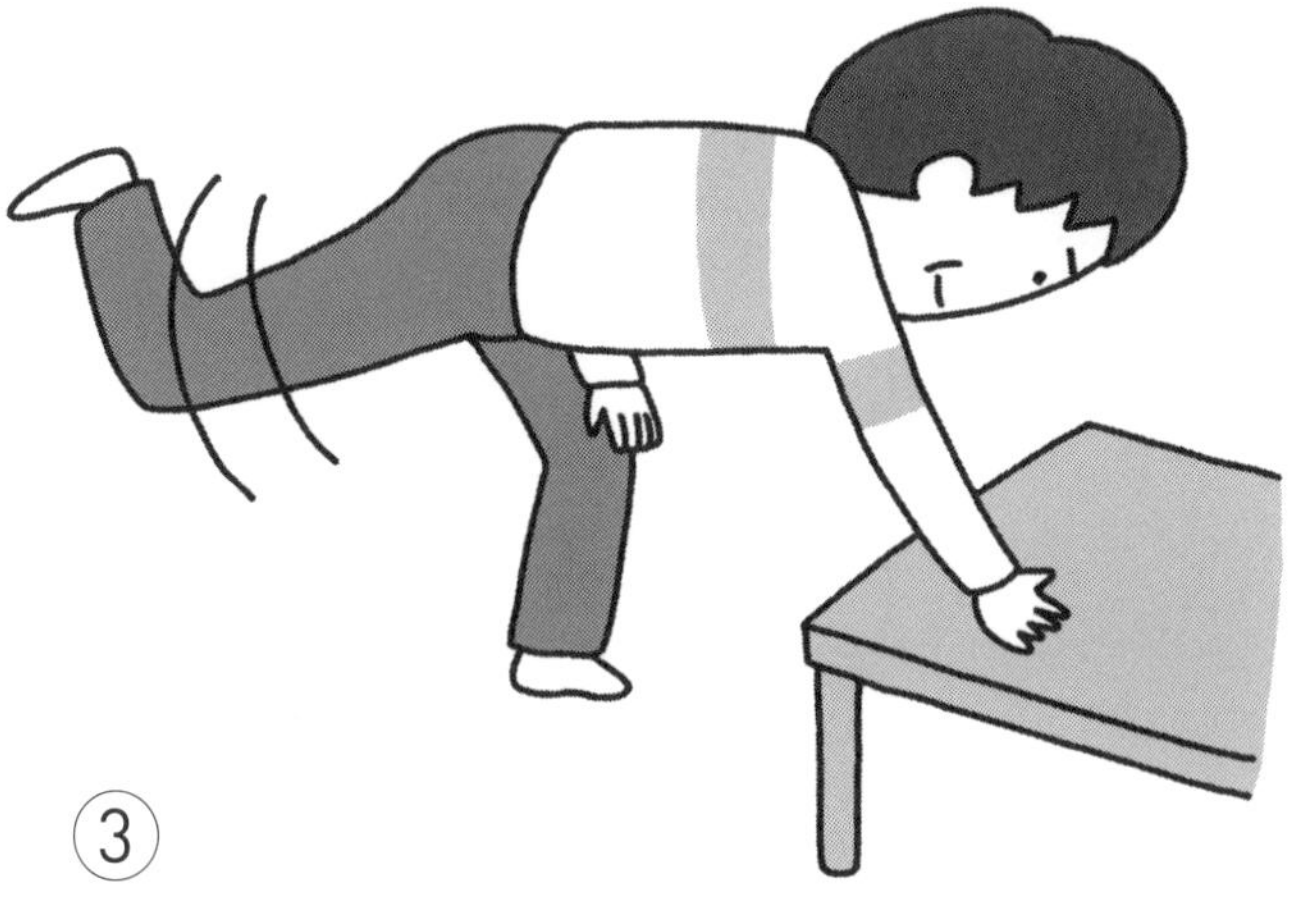

③

曲がっている左ひざに左手をおいたまま、左ひざを伸ばしながら、上げた右ひざの内側がゆかを向くように大きく回しながら、ゆっくりつま先からゆかに下ろします。反対側も同様に行います。

よい歩き方トレーニング③

レッグランジとランジ歩き

ひざとつま先が同じ方向に向く感覚を体に覚え込ませることに効果的なトレーニングが、レッグランジです。踏み出す脚のひざの向きを確認しながら、ゆっくり行うことで、正しい歩き方の基本が身に付きます。

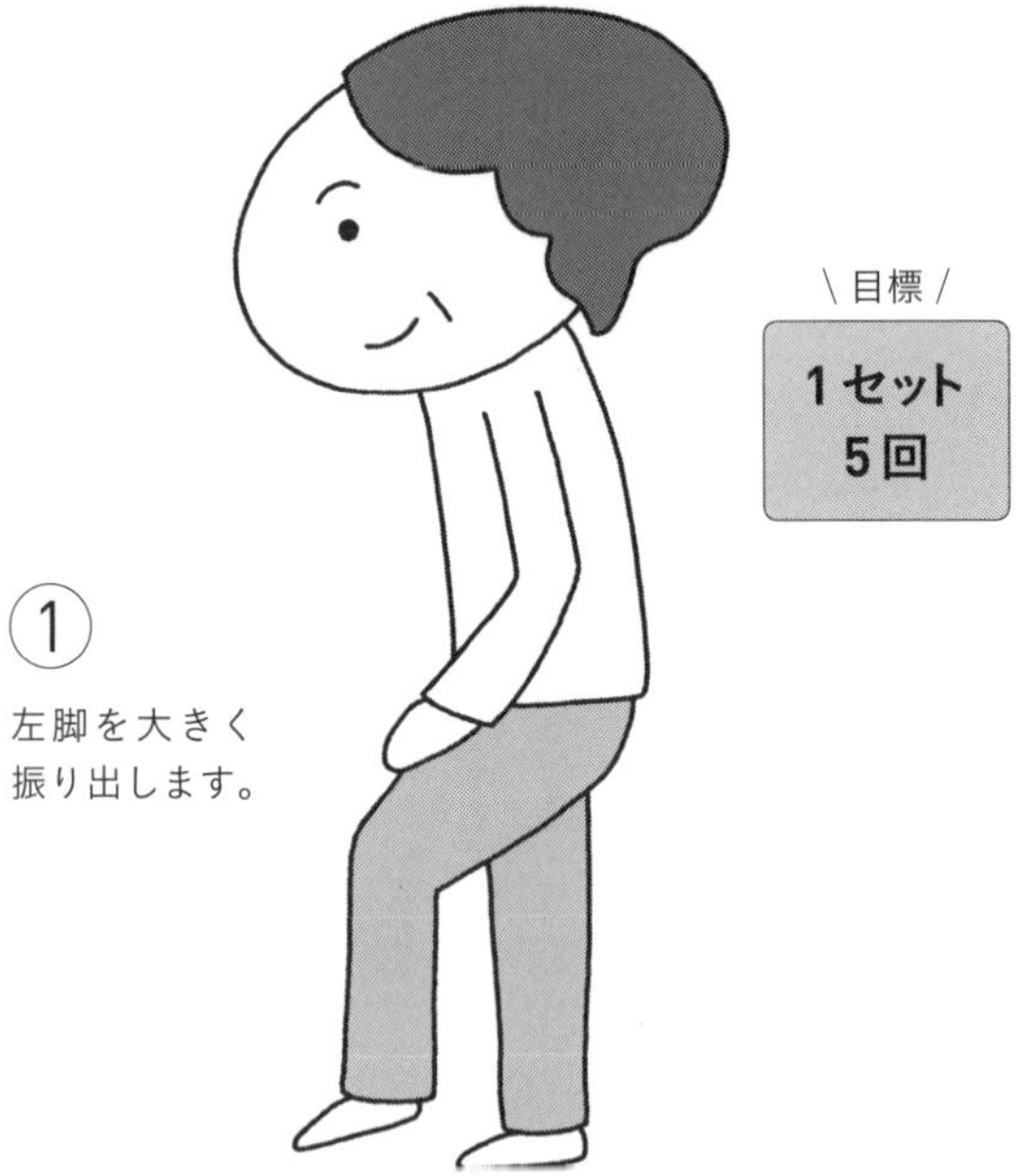

\ 目標 /
1セット
5回
①
左脚を大きく
振り出します。

②

振り出した脚をゆっくり足全体で下ろし、力いっぱい踏み込みます。着地したら腰を軽く落とします。

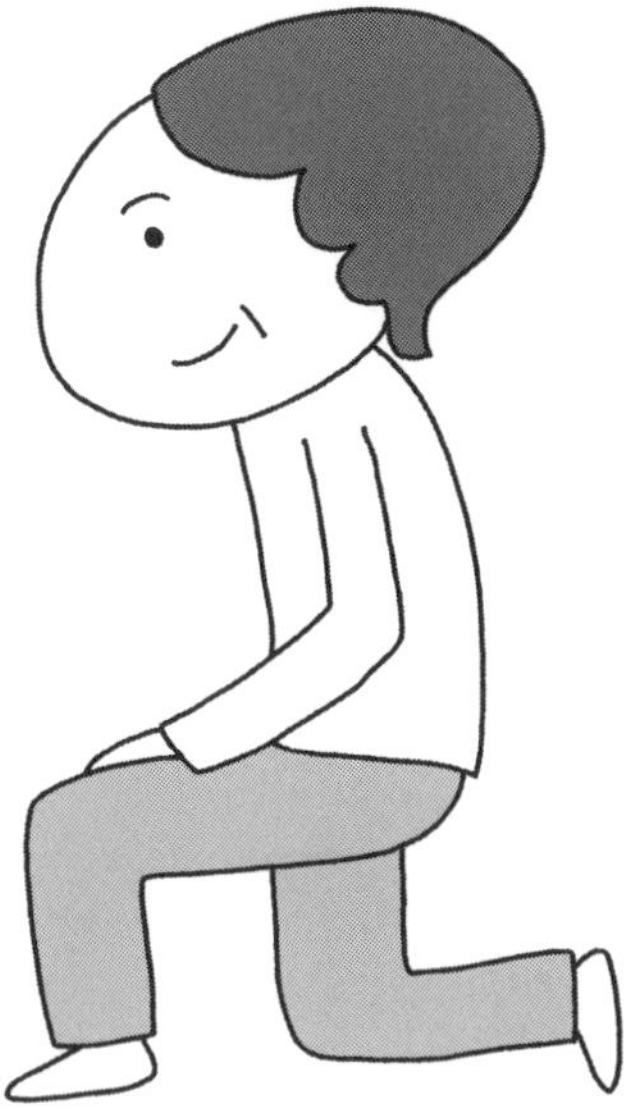

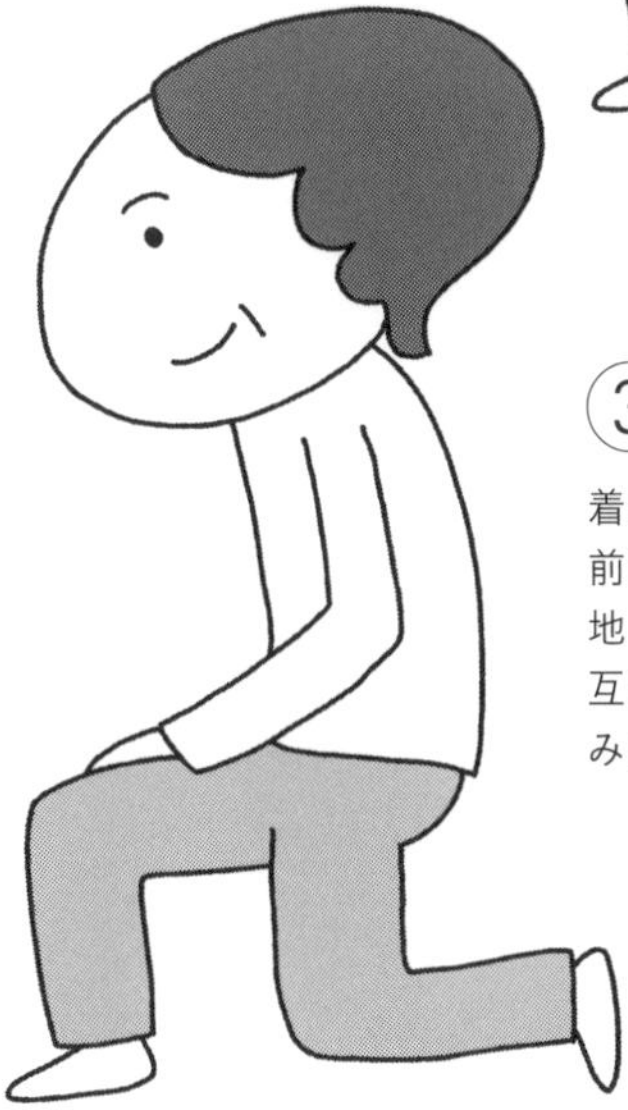

③

着地したら立ち、次に右脚を前に振り出して同じように着地します。慣れたら両脚を交互に行い、ランジ歩きをしてみましょう。

よい歩き方トレーニング④

3歩目大また歩き

ランジ歩きのように大またで歩けるといいのですが、かっこうも悪いし、そうそう長くは続けられません。そこで考えたのが「3歩目大また歩き」です。この歩き方で長めに歩くと、正しい歩き方を身に付けるための効果的なトレーニングになります。歩くスピートも速くなります。

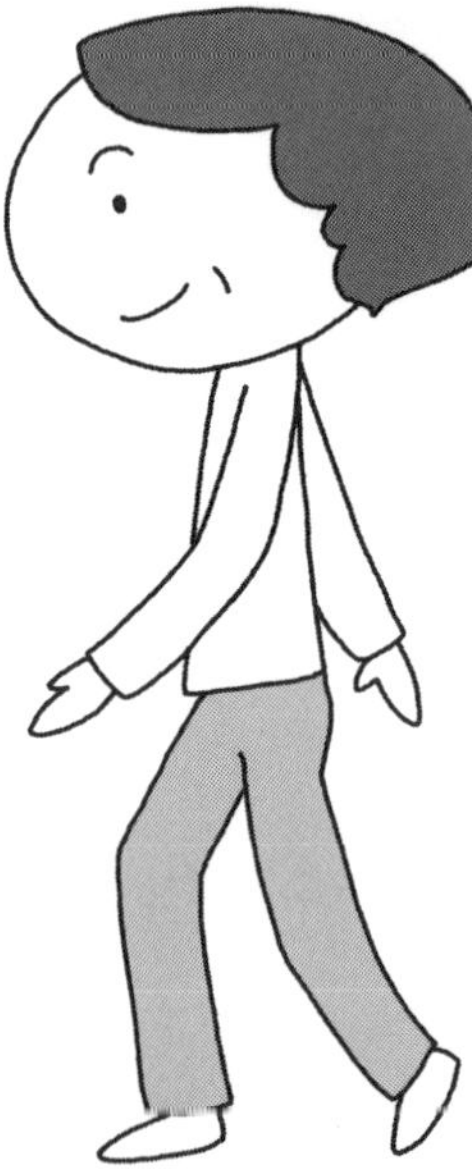

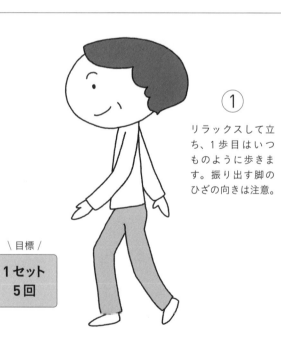

①

リラックスして立ち、1歩目はいつものように歩きます。振り出す脚のひざの向きは注意。

＼目標／

1セット
5回

②

2歩目もいつものように歩きます。

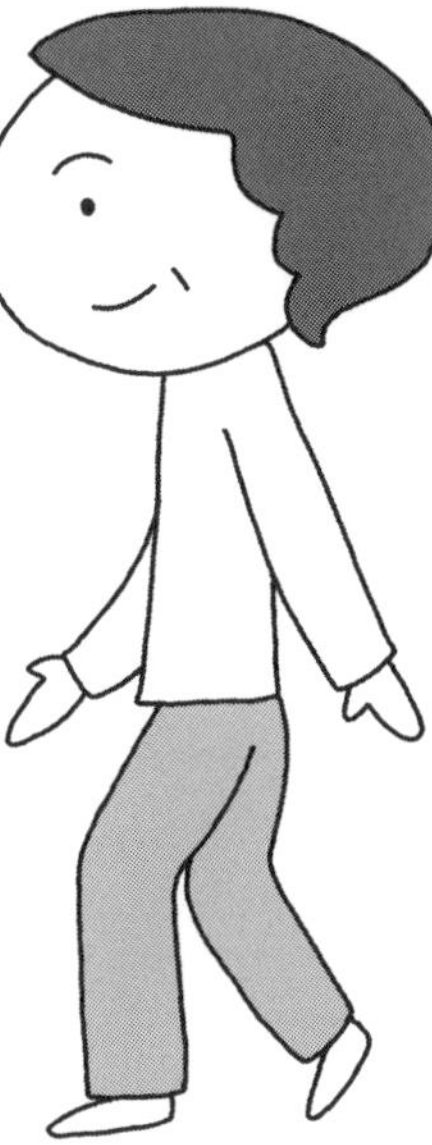

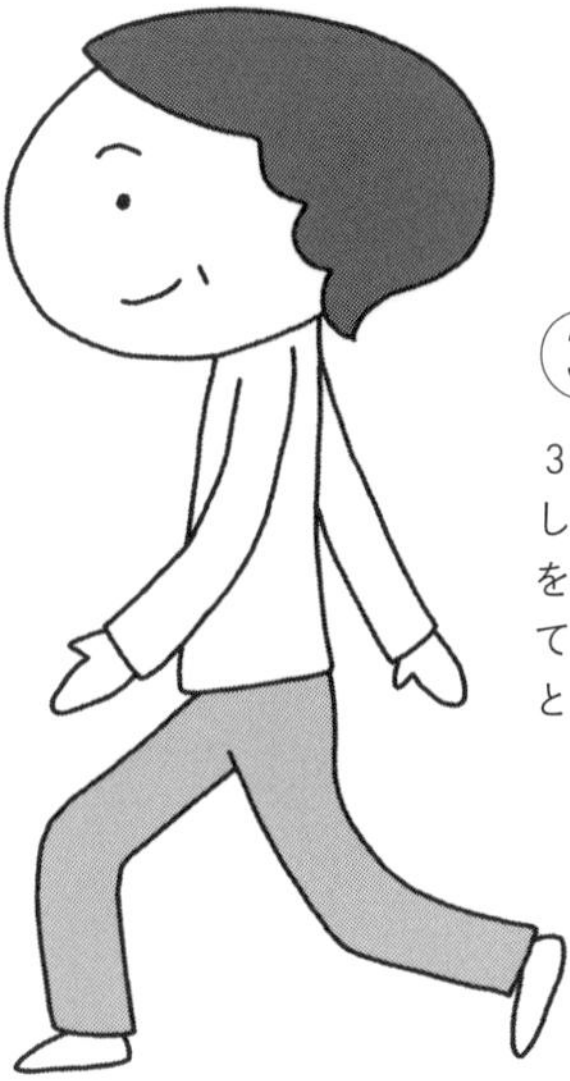

③

3歩目は、大きく脚を振り出し、大またで歩きます。これを繰り返します。ふだん歩いているときに、取り入れることから始めてください。

あとがき

現代は、自動車や各種電化製品など便利なものが身近にあふれていますが、
それはたかだかこの50年の出来事です。
便利さは享受すればよいのですが、
太古から受け継いできた体をその設計どおりに使えるように手入れするのが、
ヒトの知性ではないでしょうか。

ヒトは、地球上で生まれ、
重力の中で立つことを学び、成長し、暮らしてきて、
やがて立てなくなって死んでいきます。
けれども、死ぬ直前まで自力で立っていたい、できるならば美しく立っていたい。
これが私の「長生きストレッチ」にかける願いです。

ロコモは構造に合った体の使い方をすることで改善できます。
ロコモを恐れることはないのです。
しかし、侮《あなど》ってはいけません。
ロコモだと言われたら、
「さあ、これからですよ」というエールだと思いましょう。
元気で楽しい第二の人生がそこから始まります。

最後までおつきあいいただき、ありがとうございました。

一般社団法人美立健康協会代表理事
帝京科学大学特任教授
スポーツ整形外科医

渡會公治

長生き足腰のつくり方

発行日　2023年5月10日　第1刷

著者　渡會公治

本書プロジェクトチーム
編集統括　柿内尚文
編集担当　小林英史
編集協力　洗川俊一、岩川悟、田口久美子
カバーイラスト　白井匠
本文イラスト　ゼリービーンズ、石玉サコ
カバーデザイン　小口翔平＋青山風音（tobufune）
本文デザイン　菊池崇、櫻井淳志（ドットスタジオ）
校正　植嶋朝子

営業統括　丸山敏生
営業推進　増尾友裕、綱脇愛、桐山敦子、相澤いづみ、寺内未来子
販売促進　池田孝一郎、石井耕平、熊切絵理、菊山清佳、山口瑞穂、
吉村寿美子、矢橋寛子、遠藤真知子、森田真紀、氏家和佳子
プロモーション　山田美恵、山口朋枝
講演・マネジメント事業　斎藤和佳、志水公美

編集　栗田亘、村上芳子、大住兼正、菊地貴広、山田吉之、
大西志帆、福田麻衣
メディア開発　池田剛、中山景、中村悟志、長野太介、入江翔子
管理部　中村宏之、早坂裕子、生越こずえ、本間美咲、金井昭彦
マネジメント　坂下毅
発行人　高橋克佳

発行所　株式会社アスコム

〒105-0003
東京都港区西新橋2-23-1　3東洋海事ビル
編集局　TEL：03-5425-6627
営業局　TEL：03-5425-6626　FAX：03-5425-6770

印刷・製本　中央精版印刷株式会社

Printed in Japan ISBN 978-4-7762-1286-7

本書は2013年6月に弊社より刊行された『ロコトレ』を改題し、加筆修正したものです。

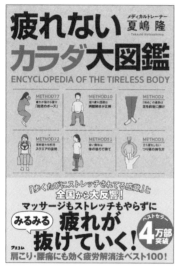